SIMPLES MÉTODOS DE CONTROL DE LA NATALIDAD

"El libro es excelente. No hay otro igual." —*Consejero del Cuidado de la Salud, Clínica de Planificación Familiar, Decatur, Illinois*

"Estoy feliz de que finalmente hay un libro sobre Planificación Familiar Natural que es lo suficientemente simple para que una estudiante de secundaria lo entienda y al mismo tiempo lo suficientemente comprensivo para explicar adecuadamente todo lo que involucra este método. También aprecio que los autores animan a las personas a asistir a una clase dada por un instructor certificado." —*R.N., Clínica de Planificación Familiar, Stockton, California*

"¡Me encanto! He leído cada libro sobre la materia, y éste es sin duda el mejor libro sobre Planificación Familiar Natural que se ha escrito. Planeo usarlo en mis clases en Planificación Familiar." —*Instructor, Planificación Familiar*

"Es un recurso excelente. El mejor que he visto en mucho tiempo." —*Educador de Salud, Departamento de Salud, Sumter, South Carolina*

"Disfruté el capítulo sobre historia. El libro está escrito en forma simple y fácil de entender. De todos los libros que he leído, éste es el primero que hace sentido." —*R.N., Clínica de Planificación Familiar, Dover, New Hampshire*

"Su libro es verdaderamente excelente. Es el mejor sobre esta materia." —*Profesor de Estudio sobre la Mujer, Universidad del Noreste de Illinois*

"Llena una necesidad, y lo hace admirablemente. Lo estamos usando en nuestra clínica como una extensión de toda nuestra información sobre los métodos para controlar la natalidad. Es algo que toda mujer debe saber." —*Consejero, Clínica de Planificación Familiar, Cincinnati, Ohio*

"La información fue clara y explicada en forma concisa. Mis clientes me han dicho que el libro fue fácil de entender y las gráficas provechosas." —*Instructor del Conocimiento de la Fertilidad, Planificación Familiar*

"Probablemente el mejor libro sobre conocimiento de la fertilidad que he visto para el público." —*RNP, Clínica de Planificación Familiar, Laramie, Wyoming*

"Un excelente libro sobre la fertilidad. Diagramas educativos excelentes y el texto era claro y fácil de entender, sin embargo contiene detalles esenciales e interesantes. Gracias por este libro." —*R.N., Centro para Hombres, Arcata, California*

NOTA IMPORTANTE

El material en este libro está diseñado para proveer un vistazo sobre el conocimiento de la fertilidad y el uso de los métodos de planificación familiar natural y el conocimiento de la fertilidad para prevenir o lograr embarazos. Aunque fue escrito por expertos en la materia del conocimiento de la fertilidad, no pretende tomar el lugar de los consejos de médicos calificados o de tratamiento cuando es apropiado.

Los autores, los editores, los revisores y los publicadores no se hacen responsables por cualquier error, omisión, desacuerdo profesional, información anticuada o consecuencias adversas que resulten por el uso de cualquiera de estos tratamientos en un programa de cuidado propio o bajo el cuidado de un practicante licenciado. Por favor, contacte a su doctor y/o instructor del conocimiento de la fertilidad en referencia a materias médicas y problemas relacionados con la planificación familiar natural y los métodos del conocimiento de la fertilidad.

Es también importante notar que, mientras este método de planificación familiar es efectivo en prevenir embarazos, no provee absolutamente ninguna protección en contra de las enfermedades transmitidas sexualmente.

PARA ORDENAR

Librerías en los Estados Unidos y Canadá, por favor contacten:

Publishers Group West
1700 Fouth Street, Berkeley, CA 94710
Teléfono: (800) 788-3123   Fax: (510) 528-3444

Los libros de Hunter House están disponibles para la venta al por mayor para adaptaciones a libros de texto; para las comunidades que cualifiquen y organizaciones del cuidado de la salud y gobierno; y para promociones especiales y recaudación de fondos. Para más detalles, por favor contacte:

Special Sales Department (Departamento de Ventas Especiales)
Hunter House Inc., PO Box 2914, Alameda, CA 94501-0914
Teléfono: (510) 865-5282   Fax: (510) 865-4295
e-mail: sales@hunterhouse.com

Individuos pueden ordenar nuestros libros de casi cualquier librería llamando al (800) 266-5592 o de nuestro sitio cibernético, **www.hunterhouse.com**

Simples

Métodos de

Control de la

Natalidad

Barbara Kass-Annese, RN, CNP, MSN
y Hal C. Danzer, MD

Libros para la salud, familia y comunidad

LIBRARY OF CONGRESS CATALOGING-IN-PUBLICATION DATA

Kass-Annese, Barbara.
[Natural birth control made simple. Spanish]
Simples métodos de control de la natalidad / Barbara Kass-Annese y Hal C. Danzer.—1st Spanish language ed.
p.cm.
Includes bibliographical references and index.

ISBN 0-89793-423-7 (pbk.)
1. Natural family planning—Popular works. I. Danzer, Hal. II. Title.
RG136.5.K37318 2003
613.9'434—dc22   2003016846

CRÉDITOS DEL PROYECTO

Ilustraciones originales por Tom Rachel, revisadas por Sparrow Fraenkel
Diseño de la Portada: Brian Dittmar Diseño Gráfico
Producción del Libro: Publication Services
Editor del Español: Nannette Monet
Corrección: Publication Services
Índice: Nancy D. Peterson
Traductor: Flor Rivas
Editor de Adquisiciones: Jeanne Brondino
Editor: Alexandra Mummery
Publicista: Lisa E. Lee
Asistente de los Derechos del Extranjero: Elisabeth Wohofsky
Gerente de Servicio al Consumidor: Christina Sverdrup
Ordenes: Washul Lakdhon
Administrador: Theresa Nelson
Computación: Peter Eichelberger
Publicador: Kiran S. Rana

Impreso y Acabado por Bang Printing, Brainerd, Minnesota

Fabricado en los Estados Unidos de América

9 8 7 6 5 4 3 2 1   1ra edición 04 05 06 07 08

Contenido

Lista de Ilustraciones

Reconocimientos

Los autores expresan su agradecimiento a:

John Altamura

Bart Andrews

Joe Bectol

Dana Chalberg

Blake Conway

Gareth Esersky

Michelle Martino

H. Roy Matlen

F. Clyde Petersen

Kiran Rana

Sherri Robb

Barbara S. Rollins

quienes hicieron posible este libro *Simples Métodos de Control de la Natalidad*, y sus antecesores *The Fertility Awareness Handbook* (El Manual del Conocimiento de la Fertilidad), *The Fertility Awareness Workbook* (La Guía del Conocimiento de la Fertilidad) y *Patterns* (Patrones).

Introducción

El libro *Simples Métodos de Control de la Natalidad* fue escrito por varias razones:

* para ofrecerle la información más correcta y actualizada sobre la reproducción y la fertilidad;

* para darle instrucciones sencillas, paso-a-paso en como usar alternativas naturales, seguras y muy efectivas para la prevención de embarazos; y

* para darle información extremadamente esencial que le ayudará a concebir si usted está tratando quedar embarazada ahora o planea un embarazo en el futuro.

También fue escrito para ayudarle a aprender lo que es normal para usted. Si usted usa la información por esta razón, y ninguna otra, usted se está ayudando a sí misma en una forma muy especial porque estará mejor preparada para satisfacer sus propias necesidades de salud.

Este libro se titula *Simples Métodos de Control de la Natalidad* por una razón muy importante: ¡Fue escrito para "correr la voz" de que hay maneras de prevenir embarazos **naturales** y **simples**! La planificación familiar natural (PFN), está basada en los cambios naturales de fertilidad que ocurren en la mujer cada mes. Estos cambios pueden ser anotados usando indicadores llamados señales de fertilidad, para que la mujer pueda determinar los días durante cada ciclo menstrual cuando ella es fértil y puede quedar embarazada o es infértil y no puede quedar embarazada. Cuando una pareja quiere usar los métodos de PFN para prevenir embarazos, ellos escogen abstenerse de tener relaciones sexuales durante los días fértiles de la mujer.

1

Los métodos de PFN han existido por muchos años y desgraciadamente han adquirido una reputación negativa por ser difíciles de entender y usar. Es tiempo de cambiar todo eso. Usted encontrará que *Simples Métodos de Control de la Natalidad* está escrito y diseñado para proveerle con información sobre la PFN en forma clara y fácil de usar para que la pueda entender por completo y usarla en formas gratificantes durante su vida. Este libro también provee instrucción en el uso de otra opción de planificación familiar conocida como el Método del Conocimiento de la Fertilidad (MCF). Basado en la misma información sobre el ciclo fértil de la PFN, el MCF le da a la pareja la opción de tener relaciones sexuales usando un método de barrera y/o un método anticonceptivo de espermicidas en los días en los cuales la mujer puede quedar embarazada.

Simples Métodos de Control de la Natalidad tiene una lógica clara. Comienza con una breve introducción e historia de planificación familiar natural, seguida por capítulos sobre cómo trabajan los órganos reproductivos del hombre y de la mujer. Todo este conocimiento básico está hecho para ayudarle a incrementar su conocimiento de los cambios normales y naturales del ciclo reproductivo.

Siguiendo el capítulo de las cosas básicas, hay una explicación detallada y una descripción de las señales corporales de la fertilidad. Sabiendo exactamente lo que son las señales de fertilidad y cómo trabajan, como también el por qué trabajan, le dará confianza con su propio método de planificación familiar.

Puesto que algunas parejas usarán las señales de fertilidad para ayudarles a lograr un embarazo, discutiremos el tema de la infertilidad e instrucciones de cómo usar las señales de fertilidad para incrementar la posibilidad de lograr un embarazo. Debido a que hay pocos días en cada ciclo menstrual o fértil en el cual un embarazo es posible, es crucial tener relaciones sexuales durante esos días. Cuando trabajaba en la practica de la infertilidad, ¡me molestó saber del número de mujeres que no podían quedar embarazadas **sólo** porque no estaban teniendo relaciones sexuales en el tiempo correcto! Es por esta razón que hay un capítulo dedicado a enseñar de que forma la PFN es usada para ayudar a la mujer a quedar embarazada. Sin embargo no incluye información profunda sobre la infertilidad por una razón muy real. La rama de la infertilidad es compleja y siempre cambia. Si encuentra en algún momento que usted necesita información sobre los varios aspectos de la infertilidad, por favor obtenga los mejores recursos posibles, los que son escritos por especialistas en fertilidad.

No puede ser suficientemente enfatizado lo importante que es obtener información de profesionales en el cuidado de la salud que "viven y respiran" el mundo de la infertilidad—especialistas de la fertilidad. Haciendo esto, usted podrá obtener la mejor y más exacta información posible. Muchos libros se han escrito por expertos en fertilidad y existen organizaciones que están dedicadas a ayudar a las mujeres y a las parejas que están teniendo dificultades en concebir. Los nombres de algunos de estos recursos de fertilidad han sido incluidos en la Bibliografía al final del libro.

En cuanto comience a leer sobre los hechos del conocimiento de la fertilidad y termina con la consideración de sus propios sentimientos, esperamos que encuentre este conocimiento e información provechoso y enriquecedor. Es tiempo ahora de que comience su travesía personal a la fertilidad. ¡Disfrute!

1

Los Métodos de Planificación Familiar Natural y el Conocimiento de la Fertilidad: ¿Qué Son?

¿Cuál es su meta de planificación familiar en este momento? ¿Es la de retrazar el tener un bebé por un tiempo? ¿Es la de prevenir un embarazo por el resto de sus años fértiles porque usted no quiere niños o más niños?

¿Es la de quedar embarazada ahora o en algún momento en el futuro?

Si usted quiere prevenir un embarazo, ¿cómo quiere lograrlo? Tal vez usted se siente cómoda usando un método basado en la abstinencia, lo que significa que usted no tendrá relaciones sexuales durante los días que usted puede quedar embarazada. O, tal vez use o planea usar condones o algún otro método anticonceptivo de barrera y/o espermicida y quiere usarlos solo cuando los necesite, o sea durante sus días fértiles.

Sin importar cuál sea su respuesta a estas preguntas, usted tiene algo en común con todas las mujeres que deciden aprender sobre su fertilidad en formas que le ayudarán a lograr sus metas de planificación familiar. Todas deben comenzar por aprender la misma información. Esta información es llamada educación sobre el conocimiento de la fertilidad.

La educación del Conocimiento de la Fertilidad (CF) incluye la información más actual y correcta sobre la reproducción con énfasis en la fertilidad, las señales y síntomas que ocurren naturalmente en su cuerpo que usted experimenta de una menstruación a otra. Las señales de fertilidad cambian de maneras predecibles y confiables para la mayoría de las mujeres saludables en sus años reproductivos. Por esto, pueden ser usadas para identificar correctamente los días en que usted puede y no puede quedar embarazada:

Días en los cuales usted puede quedar embarazada = Días fértiles

Días en los cuales usted no puede quedar embarazada = Días infértiles

Si usted quiere prevenir el embarazo escogiendo abstenerse de tener relaciones sexuales durante los días fértiles, usted estará usando lo que es conocido como planificación familiar natural (PFN).

La PFN es un nombre que fue escogido hace más de treinta años por personas involucradas en la investigación y enseñanza de métodos basados en la abstinencia. El nombre de planificación familiar natural parecía ser apropiado para estos métodos porque están basados en usar las señales de cambios que **ocurren naturalmente** y los síntomas de fertilidad para identificar los días fértiles e infértiles. Hay varios métodos de PFN disponibles para usarse, y usted aprenderá todo sobre ellos en los siguientes capítulos.

Aproximadamente veinte años atrás, algunos de nosotros que trabajamos en el campo de la planificación familiar discutimos la idea de que, si los días fértiles e infértiles se pudiesen determinar acertadamente por medio de observar las señales de fertilidad, una mujer o pareja debería tener otras alternativas durante los días fértiles aparte de la abstinencia. La abstinencia puede no encajar en el estilo de vida de algunas personas. Nos parecía razonable que estas personas deberían poder usar un método diferente de planificación familiar, tal como condones, diafragmas o espermicidas durante los días fértiles. Decidimos usar el término *método del conocimiento de la fertilidad* (MCF) cuando se usan estos métodos anticonceptivos durante los días fértiles en vez de la abstinencia.

Sin importar si se usa la *PFN* o el *MCF,* el punto significativo es este: Su cuerpo revela señales de fertilidad que le capacitarán para identificar los días fértiles e infértiles durante cada ciclo menstrual o fértil. Ambos métodos son basados en un lenguaje natural que es hablado por su cuerpo. *Por medio de aprender este lenguaje, usted puede unirse a los miles de mujeres y hombres que están disfrutando de estas alternativas de planificación familiar.*

2

La Evolución de los Métodos de la Planificación Familiar Natural y el Conocimiento de la Fertilidad

Desde el comienzo de la historia documentada, las personas han buscado métodos confiables para prevenir embarazos y aumentar la fertilidad. Las mujeres que habían pasado de sus años fértiles o a las mujeres que habían estado enfermas no se esperaba que tuvieran niños. La mujer que experimentaba partos de niños muertos repetidamente o tenía partos muy difíciles a menudo buscaba evitar embarazos futuros. Tiempos de guerra o de hambre, o la inhabilidad de proveer para la salud y bienestar de un niño eran también factores importantes en la elección de atrasar embarazos. Como puede ver de estos ejemplos, las personas durante todas las épocas han tenido muchas de las mismas razones para la prevención de embarazos como las que tenemos hoy.

¿Cómo las Personas Han Intentado Prevenir Embarazos?

Empezando en los tiempos prebíblicos, las personas han usado la abstinencia, dar de mamar, retirada, pociones mágicas, amuletos y mezclas de hierbas para prevenir embarazos.

Durante los tiempos de los hebreos antiguos, un método usado era una sustancia esponjosa que se colocaba dentro de la vagina para bloquear el esperma. La literatura griega y romana nos dice de muchos métodos de planificación familiar, tales como el uso de supositorios vaginales hechos de miel y de jugo de menta.

Durante las edades medias, ambas culturas europeas e islámicas usaban un número de recetas, muchas mágicas, para evitar embarazos. Una receta inusual instruyó a una mujer que no quería quedar embarazada a que remojara un trapo en aceite de un árbol de laurel y se lo colocara en el lado izquierdo de su frente. Otros supuestos métodos de planificación familiar incluyeron comer frijoles con el estómago vacío; ponerse brea en el pene antes de tener relaciones sexuales; ducharse con soluciones hechas de jugo de limón; ponerse algas, algas marinas o cáscaras de las nueces de caoba dentro de la vagina antes de tener relaciones sexuales; cargar el diente de un niño; y tomar té de tomillo y lavanda.

Puesto que la fertilidad usualmente no se entendía, muchas veces se le consideraba mística. Lentamente, a medida que el entendimiento de los hechos fisiológicos y de la reproducción aumentaba, la ciencia y la tecnología comenzaron a tomar el lugar de las interpretaciones mágicas.

Alrededor de la mitad del siglo 18, aunque las pociones y las ceremonias se continuaban usando, formas mecánicas modernas de planificación familiar comenzaron a emerger. El condón fue uno de los primeros métodos que fue introducido.

El movimiento de planificación familiar en América había comenzado para el año 1828. Las técnicas incluían la retirada, el uso de una esponja vaginal hecha de lana de cordero o de seda y usar soluciones para ducharse hechas de la corteza de roble blanco, té verde o vinagre y agua. A pesar de que el uso del diafragma emergió en Holanda durante la primera parte de la década de 1880, no fue introducido a las mujeres americanas hasta el comienzo de la década de1920. Entre las décadas de 1920 y 1930 se comenzó a usar el método rítmico, el anillo intrauterino de plato Gräfenberg y los espermicidas. Desde ese momento, varios tipos de dispositivos intrauterinos fueron desarrollados. Finalmente, "la Píldora" entró en la vida americana durante la década de 1960, y varios métodos hormonales han sido desarrollados desde entonces. Hoy, hormonas son administradas en forma de píldoras, inyecciones, parches y anillos para prevenir embarazos.

¿Cuál es la Historia de la Planificación Familiar Natural?

Sabemos que, del pasado al presente, en diferentes áreas por todo el mundo, las mujeres han usado y continúan usando el dar de mamar como una forma natural de separar los embarazos. Aún comparado con los miles de verdaderos y "mágicos" métodos de anticoncepción que han evolucionado y han sido registrados, poco se había escrito sobre otras formas de planificación familiar natural. Algunos grupos de africanos, americanos nativos y otros, aparentan haber tenido algún conocimiento de sus ciclos de fertilidad y practicaban la abstinencia de relaciones sexuales, pero hay muy poca información disponible sobre sus métodos de control de la natalidad tradicionales. Lo que sí sabemos es que algunas mujeres en culturas tradicionales sí usaron una de las mayores señales de fertilidad, el moco cervical, como una manera de lograr o evitar un embarazo, y todavía están siendo usados estos métodos hoy.

Hace más de 150 años un investigador, el Dr. Theodore Bischoff, encontró huevos en el útero y las trompas de Falopio de una perra cuando estaba sangrando, o en "brama". Por este descubrimiento, él asumió que las mujeres también deben tener huevos en su útero durante su sangrado menstrual. Por lo tanto, él creía que las mujeres quedaban embarazadas si tenían relaciones sexuales durante su menstruación. Como resultado de su descubrimiento, un horario de control de la natalidad natural fue desarrollado. Éste decía que si un embarazo se quería evitar, no deberían ocurrir relaciones sexuales durante la menstruación, además de 5 días antes y 9 días después de la menstruación. Era considerado que estos eran los días cuando la mujer podía quedar embarazada. ¡Hoy sabemos que la verdad es todo lo contrario!

Este "control de la natalidad natural" continuó siendo practicado hasta la década de 1930, y un sinnúmero de mujeres quedaron embarazadas tratando de usar esta información totalmente incorrecta.

Sin embargo, no toda esta información pasada sobre las señales de fertilidad estaba incorrecta. Tan temprano como en 1857, había descripciones de cómo las mujeres creían que podían determinar cuando estaban ovulando porque una vez al mes ellas experimentaban dolores internos o una sensación de dolor en el área de los ovarios. (La ovulación es la liberación de un huevo del ovario.)

Este dolor de la ovulación continuó siendo discutido y escrito por años. En 1935, el Dr. Cyrus Anderson escribió un documento titulado, "Enseñando a las Pacientes a Observar los Síntomas de la Ovulación". Este documento discutía el dolor de la ovulación y cómo se le podía enseñar a las mujeres a reconocerlo.

El dolor de la ovulación, como pronto aprenderá usted, puede ser usado por algunas mujeres como una señal de fertilidad. Una de las otras señales de fertilidad de las que usted aprenderá es la temperatura del cuerpo en descanso, conocida como la temperatura basal del cuerpo. Fue estudiada tan temprano como en 1876 por la Dra. Marie Putnam Jacobi. Ella encontró que la temperatura basal del cuerpo incrementaba y disminuía durante algunas etapas del ciclo menstrual o fértil y que estos cambios de temperatura seguían un patrón distintivo.

Investigadores del siglo 1800 también escribieron sobre otra señal de fertilidad—el moco cervical, la sustancia fabricada en el cuello del útero (la parte baja del útero). De hecho, a mediados del siglo 1800, se observó que este moco cambiaba en cantidad y calidad durante el ciclo menstrual o fértil. Estas observaciones llevaron a los investigadores a creer que un tipo particular de moco era necesario para lograr un embarazo. ¡Esta creencia, por supuesto, más tarde se convirtió en un hecho científico!

Finalmente en 1929, el método rítmico fue desarrollado cuando dos hombres en lados opuestos del mundo, y trabajando independientemente uno del otro, descubrieron que un huevo es soltado del ovario aproximadamente catorce días antes de la menstruación. Este descubrimiento formó la base del Calendario Ogina-Knaus del Método Rítmico, nombrado por sus descubridores, el Dr. Kyusaku Ogina y el Dr. Hermann Knaus. El método rítmico ha demostrado ser muy efectivo para las mujeres que experimentan ciclos consistentemente regulares. Sin embargo, a diferencia de los métodos modernos de planificación familiar natural, no toma en cuenta que los días fértiles de la mujer pueden empezar más temprano o tarde de lo usual. Esto ha contribuido a embarazos no planeados para algunas de las que usan el método rítmico. Además, el método rítmico usualmente requiere periodos más largos de abstinencia de relaciones sexuales que los métodos modernos de planificación familiar natural.

En 1962, el Dr. William Hartman encontró que el esperma puede vivir en el cuerpo de la mujer por tres días, mientras que el huevo sobrevive sólo un día después de ser soltado del ovario. Esto añadía un periodo de casi cuatro días de tiempo durante el ciclo menstrual o fértil cuando la mujer podía quedar embarazada. Ahora sabemos que si las condiciones apropiadas están presentes en el cuerpo de la mujer, el esperma puede vivir y permanecer capaz de fertilizar el huevo por un periodo de hasta cinco días. Esto significa que hay aproximadamente seis o siete días durante el ciclo menstrual o fértil cuando se puede lograr un embarazo.

Durante la década del 1960, un equipo de doctores australianos, los Drs. John y Evelyn Billings, buscaron desarrollar un método de planificación familiar natural que fuera más exacto que el método rítmico. Condujeron investigaciones extensas en moco cervical, que los guió al desarrollo del Método Billings, también conocido como el método del moco cervical o el método de la ovulación. Este método está basado en usar observaciones de una de las señales de fertilidad, el moco cervical, para determinar los días fértiles e infértiles del ciclo menstrual o fértil.

Otro método de planificación familiar natural estaba también siendo usado durante el tiempo que el método Billings fue introducido. Se llamaba el método sintotérmico porque incluía el uso de varios síntomas de ovulación y la temperatura basal del cuerpo para determinar los días infértiles y fértiles del ciclo menstrual o fértil.

Todo esto suma el hecho de que los métodos de planificación familiar natural confiables, la ovulación y el método sintotérmico, han sido usados por las personas en todo el mundo ¡por más de treinta y cinco años!

¿Qué Tan Efectivos Son Estos Métodos de Planificación Familiar Natural?

Antes de contestar esta pregunta, es importante reconocer que los sentimientos que una pareja tenga sobre un embarazo juegan una parte muy importante en cómo se usa un método de control de la natalidad.

Mujeres y hombres que están motivados a evitar un embarazo tienden a usar un método con más cuidado, y el uso cuidadoso significa menos embarazos.

Por este hecho y otros, discutimos de dos maneras la efectividad, y qué tan exitoso es un método de control de la natalidad. Una es la medida de efectividad *perfecta* o *teórica*. Este tipo de medida de efectividad nos dice qué tan bien trabaja el método cuando se usa perfectamente. En otras palabras, no se cometen errores por parte del médico o el instructor que provee el método de control de la natalidad o por la persona que usa el método. El segundo tipo de medida de efectividad es llamado *actual* o *en uso*. Esta es la efectividad en la vida real, tomando en cuenta el error humano cometido por el usuario del método, el médico o el instructor.

Por ejemplo, si una pareja usando la PFN escogió tener relaciones sexuales durante un tiempo fértil, y la mujer queda embarazada, a esto se le llama un embarazo del usuario. Un embarazo también puede ocurrir por la inhabilidad de la pareja de entender el método, y esto puede deberse al maestro, la pareja o una combinación de ambos. Estos embarazos no planeados serían contados en la medida de efectividad actual o del uso.

Si una pareja que está usando la PFN perfectamente queda embarazada, esto se cataloga como un embarazo del uso teórico o perfecto—una falla en el método mismo de prevenir embarazos. Todo método que existe hoy tiene una medida del uso perfecto. Por cualquier razón, aún cuando la píldora se toma todos los días o cuando una vasectomía parece haberse hecho perfectamente, ¡algunas mujeres pueden eventualmente quedar embarazadas!

Un estudio de tres años, apoyado por el Departamento de Salud, Educación y Bienestar, y completado en 1979 en el Centro Médico Cedar-Sinai en Los Angeles, comparó la efectividad del método de ovulación con la del método sintotérmico. Más de 1,200 parejas participaron en este estudio. Se encontró que el método de ovulación tenía una medida de efectividad del uso de aproximadamente 78 por ciento. Esto significa que 22 de cada 100 mujeres que comenzaron a usar el método, y que no pararon de usarlo por ninguna razón, quedaron embarazadas antes de un año. El método sintotérmico fue determinado ser aproximadamente 89 por ciento de uso efectivo, lo que significa que de cada 100 mujeres que empezaron a usar este método y no pararon de usarlo por ninguna razón, 11 quedaron embarazadas antes de un año. Los resultados de este estudio en particular son generalmente similares a muchos otros que han sido conducidos por todo el mundo.

La mayoría de los embarazos en este estudio ocurrieron porque las personas se arriesgaron y tuvieron relaciones sexuales durante los días fértiles, no entendían el uso de los métodos o no siguieron las instrucciones necesarias para el uso efectivo de estos dos métodos.

La razón por la cual las parejas que están usando el método sintotérmico (S-T) experimentan un menor número de embarazos no se entiende completamente. Sin embargo, los estudios de Cedar-Sinai y otros, junto con nuestra propia experiencia en trabajar con estos métodos, sugieren que para muchas personas el método S-T es más fácil de enseñar, aprender y usar adecuadamente. Los descubrimientos de este estudio en particular, junto con muchos otros, han sugerido consistentemente que la medida de efectividad del uso perfecto de ambos métodos es aproximadamente igual. Cuando es enseñada correctamente por los maestros, en combinación con el entendimiento de las parejas y el uso apropiado de los métodos, la medida de efectividad del uso es de aproximadamente 98 por ciento.

Otros estudios conducidos desde este tiempo han demostrado medidas comparables. Las medidas de efectividad de los métodos de planificación familiar natural son comparables con casi todos los otros métodos anticonceptivos.

Efectividad de Varios Métodos Anticonceptivos

	Efectividad Teórica	*Efectividad de Uso*
Métodos Hormonales	99+%	90–94%
Condón y Espermicida	99+%	95%
Aparato Intrauterino	97–99%	95%

Efectividad de Varios Métodos Anticonceptivos (continúa)

	Efectividad Teórica	Efectividad de Uso
Condón	97%	90%
Diafragma	97%	83%
Espermicidas	97%	78%

Solamente un par de estudios muy pequeños sobre la PFN han sido conducidos, ninguno de los cuales ha documentado completamente la efectividad del uso de los métodos anticonceptivos de barrera y espermicidas durante el tiempo fértil. Muchos profesionales de la planificación familiar creen, sin embargo, que la efectividad de usar un método de barrera y/o espermicida solamente durante los días fértiles debería ser casi lo mismo a la medida de efectividad lograda cuando el diafragma, el condón y los espermicidas son usados en forma tradicional (en otras palabras usados cada vez que se tienen relaciones sexuales durante todo el ciclo menstrual o fértil).

Muchos profesionales en el cuidado de la salud creen que por el hecho de que la PFN incluye el uso de estos otros métodos solamente durante el tiempo fértil, las personas pueden en realidad usarlos más concientemente y correctamente, resultando en menos embarazos no planeados.

Las razones porque las personas escogen usar planificación familiar natural o métodos del conocimiento de la fertilidad son ciertamente muy variadas y complejas. Para algunos, el método de la PFN es un estilo de vida. No es solamente un método de control de la natalidad, pero una manera total en la que un hombre y una mujer se relacionan, espiritualmente, emocionalmente y físicamente. La PFN es también un método que es compatible con las enseñanzas de algunas religiones. Para otros, la PFN es usada porque está de acuerdo con sus creencias sobre su salud. Algunas personas prefieren eliminar tantos químicos como sea posible de sus estilos de vida. Y para otros, planificación familiar natural es el único método de control de la natalidad que pueden o quieren usar, debido a problemas con otros métodos de control de la natalidad. Los números de personas usando el método del conocimiento de la fertilidad parecen estar aumentando porque parece que ellos desean usar el lenguaje natural del cuerpo en combinación con un método de control de la natalidad con el que se sientan cómodos. Al final, el método escogido dependerá de un número de factores, incluyendo las necesidades físicas, emocionales, sexuales y espirituales y las creencias de la persona/pareja.

Ahora que hemos introducido brevemente la planificación familiar natural y el método del conocimiento de la fertilidad, y le hemos dado una idea de que tan pobremente se entendía la reproducción en el pasado, es tiempo de que empecemos a aprender qué tan bien se entiende la reproducción hoy.

3

El Hombre y Su Fertilidad

La fertilidad del hombre es constante. Esto significa que siempre hay millones de espermatozoides listos y esperando para llevar a cabo su único propósito—encontrarse con un huevo. Ya entrado en los setenta años o aún mayor, un hombre tiene la habilidad de tener hijos, ¡en cualquier momento del día o de la noche! La constante fertilidad del hombre, en gran parte, es hecha posible por medio de la continua comunicación entre secciones del cerebro y los **testículos**. Los testículos son las glándulas sexuales del hombre y la mayor fuente de la hormona masculina **testosterona**. Son también donde se forma el esperma y empieza a madurar. Éstos después viajan al **epidídimo** donde completan su proceso de maduración.

En general, **las hormonas** juegan una parte importante en controlar cómo trabaja el cuerpo. No existiríamos sin ellas. Hay muchas diferentes hormonas producidas por varias glándulas en el cuerpo, tales como las glándulas de la tiroides y de la adrenalina. Las hormonas son consideradas poderosos mensajeros químicos: Una vez que son producidas por una glándula en particular, ellas viajan a través del flujo sanguíneo a las partes del cuerpo que tienen que llegar. Las hormonas ayudan a que estas partes trabajen en formas específicas. Cuando se trata de la fertilidad del hombre, la cantidad de hormonas correcta debe producirse para asegurar que suficiente esperma saludable es producida y madurada en forma continua. Aunque los testículos son la mayor fuente de testosterona necesaria para esta tarea, ellos no pueden trabajar a menos que reciban mensajes de las hormonas producidas en la glándula pituitaria.

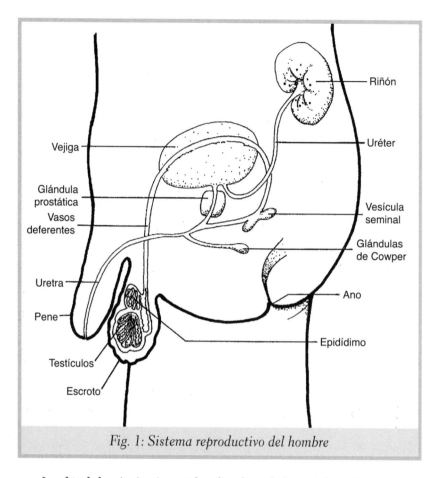

Fig. 1: Sistema reproductivo del hombre

La **glándula pituitaria** está localizada en la base del cerebro y es responsable de enviar mensajes continuos a los testículos para que ellos puedan trabajar apropiadamente. Esta glándula es más activa cuando los jóvenes alcanzan la edad de los ocho a los doce años. Como resultado, un tiempo de cambios físicos y emocionales comienza conocido, como la **pubertad,** y dura aproximadamente cuatro años. Durante estos años, la testosterona juega una parte importante en el desarrollo del cuerpo del muchacho. Por ejemplo, la testosterona causa el crecimiento del vello en el cuerpo y de los órganos sexuales, incluyendo el pene. También se comienzan a incrementar los sentimientos sexuales bajo la influencia de la testosterona. Éste es el tiempo cuando los jóvenes comienzan a experimentar emisiones nocturnas, también conocidas como "sueños mojados"—una eyaculación normal e involuntaria que ocurre cuando el muchacho duerme. (La eyaculación es la salida del semen por el pene.)

Durante la pubertad, la glándula pituitaria envía un mensaje a los testículos. Como resultado de este mensaje, los testículos comienzan a producir esperma y testosterona. Los testículos son un par de órganos ovalados que producen por los menos 50,000,000 espermatozoides cada día. Están protegidos por dos sacos de tejido suelto y delgado, llamado el **escroto.** El escroto y los testículos están localizados en las afueras del cuerpo del hombre por una razón muy específica—para mantenerlos más fríos que la temperatura normal del cuerpo. Los espermatozoides se pueden producir solamente en esta temperatura más fría. Una vez que los espermatozoides son producidos en los testículos, estos viajan al **epidídimo.** Ésta es el área donde el esperma se desarrolla por completo y espera hasta que comience su travesía por el resto del sistema reproductivo del hombre.

Cuando la eyaculación está a punto de ocurrir, el esperma deja el epidídimo y se mueve a lo largo de los **vasos deferentes,** un par de tubos de 20 pulgadas de largo que pasan el esperma por los **vesículos seminales.** Estas estructuras en forma de saco producen un fluido seminal que se mezcla con el esperma. La mezcla de esperma y fluido seminal continúa viajando por los vasos deferentes, que pasan por el lado de la vejiga, a la **glándula prostática.** Esta glándula es del tamaño y forma de una nuez y produce un fluido aguado y lechoso que alimenta el esperma. Cuando el esperma se mezcla con el fluido de las vesículas seminales y de la glándula prostática, el semen es formado. El semen se mueve por los pasajes de los **tubos seminíferos** y después viaja por la uretra y sale fuera del cuerpo del hombre. La uretra es el tubo que corre en el centro del pene. Usualmente la uretra sirve para la salida de la orina del cuerpo del hombre, pero durante la eyaculación la orina no puede salir de la vejiga. En cambio, solo semen puede viajar por la uretra.

Las **glándulas Cowper** son glándulas localizadas dentro del sistema reproductivo del hombre y son importantes de discutir porque éstas producen unas pocas gotas de fluido un poco antes de la eyaculación. Este fluido viaja por la uretra. El hombre no lo puede sentir, pero la pequeña cantidad de fluido se puede ver en la punta del pene poco antes de que eyacule. Puesto que la uretra es usualmente el pasaje de la orina, ésta usualmente tiene un ambiente acídico. El esperma no puede sobrevivir en un ambiente acídico. El fluido de las glándulas Cowper corre por la uretra para cambiar el ambiente acídico a uno donde el esperma pueda vivir. Por años, profesionales en el cuidado de la salud fueron enseñados que el fluido de las glándulas Cowper contenían millones de espermatozoides saludables. Se creía por lo tanto, que si la punta del pene con este fluido tenía contacto con el área vaginal de la mujer durante sus días fértiles, el esperma podía nadar dentro del sistema reproductivo de la mujer y encontrarse con un huevo. Afortunadamente, hoy sabemos que el fluido de las glándulas Cowper no puede ocasionar embarazos. Es importante notar, sin embargo, que una mujer *sí puede* quedar embarazada sin tener relaciones sexuales. Si un hombre eyacula en o cerca de la abertura vaginal durante sus días fértiles, un embarazo puede ocurrir. Todo el proceso de eyaculación es complejo y controlado por mensajes enviados entre la espina dorsal, el cerebro y el sistema reproductivo del hombre. Sangre debe llenar los tejidos del pene para que éste pueda volverse firme. Esto ocurre como resultado de la excitación sexual. Cuando un hombre ha logrado un nivel alto de excitación, contracciones comienzan en los músculos y otras partes del sistema reproductivo. Estas contracciones causan que el esperma deje el epidídimo, viaje por y pase por las partes mencionadas arriba, y empuje el semen fuera por la uretra.

¿Cuál es el hecho más importante que debemos recordar sobre la fertilidad del hombre? ¡El hombre es fértil desde la pubertad hasta la edad de setenta años y más!

4

La Mujer y Su Fertilidad

El patrón de fertilidad de la mujer es muy diferente al del hombre. Mientras que el hombre es fértil todos los días, la mujer es fértil aproximadamente cinco a siete días durante su ciclo menstrual o fértil. Para entender porque esto es así, debemos aprender como trabaja el sistema reproductivo de la mujer. Esto se puede hacer viendo primero las partes del sistema localizadas fuera del cuerpo de la mujer. Esta parte es llamada la genitalia externa, o los órganos reproductivos externos (vea la Figura 2 en la página 21).

La Anatomía Reproductiva Externa de la Mujer

El **monte de Venus** (nombrado por Venus, la diosa del amor) es un bulto de tejido graso que cubre el hueso púbico, y en la pubertad se cubre con vello púbico. Ayuda a proteger los órganos reproductivos internos. Abajo está la **abertura vaginal**, o la entrada al **canal vaginal**. Esta abertura permite la salida del sangrado menstrual del cuerpo. El canal vaginal se hace ancho para permitir las relaciones sexuales y también se expande durante el nacimiento de un bebé. Usualmente, una niña nace con un tejido delgado como papel que cubre su abertura vaginal y tiene una pequeña abertura. Ésta permite que el flujo vaginal normal y la sangre de la menstruación salgan de la vagina. Este tejido, conocido como el **himen,** se estira con facilidad y se puede romper al insertarse un tampón, un dedo o un pene. Una vez que esta ruptura ocurre, pedazos irregulares del himen son dejados alrededor de la abertura vaginal. Estos pedazos son conocidos como **andrajos himenales.**

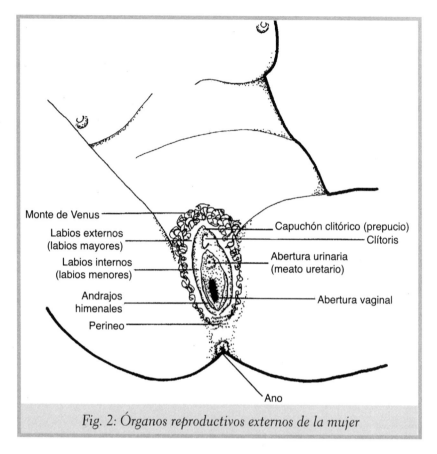

Monte de Venus

Labios externos
(labios mayores)

Labios internos
(labios menores)

Andrajos
himenales

Perineo

Capuchón clitórico (prepucio)

Clítoris

Abertura urinaria
(meato uretario)

Abertura vaginal

Ano

Fig. 2: Órganos reproductivos externos de la mujer

Localizados a ambos lados de la abertura vaginal hay dos pares de labios vaginales. Los externos están formados de tejido graso cubierto con piel que contiene glándulas que producen aceite. Estos labios externos están cubiertos, en parte, con vello púbico. Los labios internos no tienen pelo y no contienen glándulas que producen aceite. Éstos están hechos de pliegues de piel suave. Juntos, los **labios mayores** (labios externos) y **labios menores** (los labios internos) protegen la abertura vaginal cuando una mujer no está excitada sexualmente. Cuando una mujer se excita sexualmente, sangre corre a los labios de la vagina, causando que estos se llenen con sangre y se aplanen—permitiendo la actividad sexual. El **clítoris,** un órgano pequeño debajo del Monte de Venus y arriba de la abertura vaginal, está hecho de la misma clase de tejido que el pene. Como con el pene, el clítoris se llena de sangre durante la excitación sexual, causando que se ponga firme y erecto. Contiene muchos nervios que lo hacen el área de mayor excitación sexual para muchas mujeres. El clítoris está protegido por una cobertura llamada el **capuchón** clitórico, que es formado por la unión de los labios internos sobre el clítoris.

Debajo del clítoris y arriba de la entrada vaginal está la abertura urinaria, o **meato uretrario**. Esta abertura es la entrada de la uretra, un tubo que lleva a la vejiga. La abertura urinaria sirve como un pasaje para que la orina viaje de la vejiga a afuera del cuerpo. Debajo de la abertura vaginal está el **perineo**. Esta área de tejido es usualmente cortada durante el nacimiento del bebé para permitirle un pasaje más fácil fuera de la abertura vaginal. El perineo separa la abertura vaginal del **ano,** la abertura musculosa del **recto** que sirve para la salida del material fecal sólido del cuerpo.

La **vulva** es el nombre que se le da a las partes externas de la genitalia que hemos descrito arriba. Las mujeres a menudo piensan en si su vulva se ve normal. La cantidad de vello púbico, el tamaño de los labios y la forma y tamaño del clítoris son únicos para cada mujer. Si una mujer pone un espejo entre sus muslos, ella puede ver estas partes. La mujer que se siente cómoda haciendo esto, puede conocer mejor su cuerpo. Ella puede aprender lo que es normal para ella. En otras palabras, la mujer que se toma el tiempo de ver y tocar estas diferentes partes de su cuerpo puede aprender a sentirse cómoda con su propio cuerpo y ganar un mejor entendimiento, conocimiento y apreciación de su cuerpo. Esto puede ayudarle a sobrepasar sentimientos incómodos que pueda tener sobre su sistema reproductivo externo. Puede ser también una práctica de cuidado de la salud importante. De hecho, ahora se recomienda que la mujer regularmente examine su área de la vulva una vez al mes así como se examinan los pechos. Si algo inusual se ve o se siente, debe ser evaluado por un médico.

Los Órganos Reproductivos Internos de la Mujer

Como hemos mencionado, muchas de las partes externas del sistema reproductivo de la mujer ayudan a proteger los órganos reproductivos

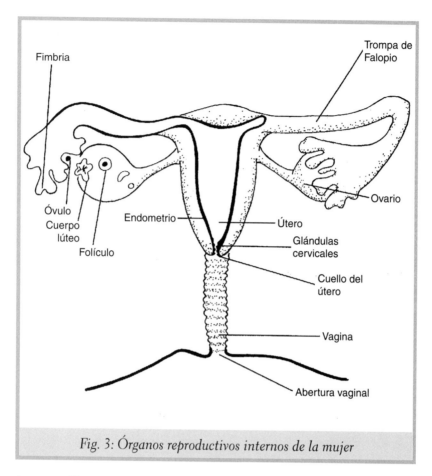

Fimbria

Trompa de
Falopio

Óvulo
Cuerpo
lúteo
Folículo

Endometrio

Ovario

Útero

Glándulas
cervicales

Cuello del
útero

Vagina

Abertura vaginal

Fig. 3: Órganos reproductivos internos de la mujer

internos (Figura 3, arriba). Los órganos reproductivos internos trabajan juntos para capacitar a la mujer para quedar embarazada y nutrir el embarazo durante los nueve meses de desarrollo.

El **útero** es un órgano hueco y muscular que parece una pera. El útero de la mujer es de solo 3 pulgadas de largo cuando ella no está embarazada. Hay un pequeño espacio dentro del útero llamado la **cavidad endometrial.** El tejido de más adentro de la cavidad es llamado el **endometrio.** Durante cada ciclo menstrual o fértil normal, este tejido se enriquece con sangre y nutrientes necesarios para el crecimiento de un embarazo saludable.

La parte de abajo del útero es el **cuello del útero,** el cuál está localizado atrás de la vagina. Parte del cuello del útero usualmente parece una bola pequeña con una abertura en el centro. Para una mujer que nunca ha tenido un parto vaginal, la abertura es muy pequeña, solamente como del tamaño de la punta de una pluma o lápiz. Para una mujer que ha tenido un parto vaginal, la forma en que aparezca la abertura dependerá de cómo fue cambiada la abertura cervical por el proceso del parto. Por ejemplo, algunas veces cuando el bebé pasa por el cuello del útero durante el parto, éste se estira y se puede romper hasta cierto grado. Esto puede causar que la abertura parezca la boca de un pescado. Algunas veces el cuello del útero parece que se hubiera dividido en dos o más partes. La próxima vez que tenga su examen ginecológico, si está interesada en saber la forma de su cuello del útero y su abertura, usted puede preguntarle a su proveedor del cuidado de salud que le muestre su cuello del útero por medio de un espejo o que lo dibuje para usted.

Un tubo muscular elástico de 4–6 pulgadas es la conexión entre el cuello del útero y la abertura vaginal. Comúnmente llamado el **canal vaginal,** este tubo tiene la habilidad de expandirse durante la excitación sexual, permitiendo las relaciones sexuales. Cuando una mujer está excitada, la cantidad de sangre en los vasos sanguíneos de los tejidos de la vagina aumenta. Esto causa la producción de un líquido resbaladizo, que lubrica el canal vaginal haciendo las relaciones sexuales más cómodas. Si una mujer tiene un orgasmo, los músculos vaginales y uterinos se contraen, así como los músculos alrededor de los órganos reproductivos. (Por favor vea la Bibliografía para recursos si usted quisiera tener información detallada en cuanto a los cambios en los cuerpos del hombre y de la mujer durante el coito y el orgasmo.)

Un ovario está atado a cada lado del útero. Los ovarios son las glándulas sexuales de la mujer, y cada uno es como del tamaño de una almendra. Tal como los testículos del hombre producen hormonas y esperma, los ovarios de la mujer producen hormonas y son el lugar donde se forman y maduran los huevos. ¡Las células de los huevos son formadas aún antes de que la mujer misma nazca! De hecho, cuando el feto de una mujer se ha desarrollado por aproximadamente cinco meses, 7 millones de células de huevos inmaduros son encontrados en los ovarios.

Es en este punto que están presentes todas las células de los huevos que una mujer va a producir. Después de que nazca, los ovarios ya no producirán más huevos.

La cosa fascinante acerca de las células de los huevos es que desde los cinco meses del desarrollo del feto hasta la menopausia, desde 100 a 1,000 huevos van a estar creciendo en cualquier tiempo. Un grupo crecerá por un corto periodo de tiempo, y luego dejará de crecer. Una vez que cada grupo de células de huevos deje de crecer, estos jamás podrán volver a crecer y "morirán". Esto significa que el número de huevos en el cuerpo de la mujer está siempre disminuyendo. Como hemos notado, el feto femenino de 5 meses tiene 7 millones de células de huevos inmaduros en sus ovarios. En los cuatro meses de allí hasta el parto, ¡el número de células en sus ovarios ha sido reducido de 7 millones a solo 2 millones! Para el momento que una niña alcanza la pubertad, el número de las células de los huevos en sus ovarios ha sido reducido a cerca de 400,000. Para cuando cumpla de 30–35 años, el número ha disminuido aún más a aproximadamente 100,000. Como para la edad de cincuenta y uno, cuando la menstruación ha cesado completamente en la mujer promedio, el número de células de los huevos es muy bajo. Tal vez habrán solo un par de cientos, y estos ya no maduran y dejan los ovarios. Cuando la ovulación cesa, y la mujer ya no ha menstruado por un año, ella ya alcanzo la menopausia y sus años reproductivos han terminado.

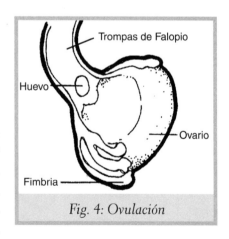

Fig. 4: Ovulación

Otro hecho interesante sobre el proceso de las células de los huevos que están creciendo y "muriendo" durante toda la vida de la mujer es, que raramente para. Cuando una mujer está embarazada o usando métodos anticonceptivos esto todavía está pasando.

Si las células de los huevos están continuamente creciendo y muriendo, ¿cómo puede una mujer quedar embarazada? Un embarazo es posible solamente si una de las células de los huevos en el grupo que está creciendo es escogida para el continuo desarrollo a un huevo maduro y deja el ovario. El proceso del huevo al dejar el ovario es llamado **ovulación**.

Como dos semanas antes que una mujer menstrúe, usualmente un huevo deja el ovario y es recogido por una de las **trompas de Falopio**. Las trompas de Falopio son un par de tubos angostos y musculares. Son delgados y de aproximadamente 4 pulgadas de largo, y tienen puntas en forma de dedos llamadas **fimbrias**. Las fimbrias circulan los ovarios y recogen el huevo. El huevo viajará a la parte de afuera del tubo, donde esperará por aproximadamente 24 horas. El huevo no puede ser fertilizado a menos que el esperma esté esperando por él en la parte de afuera de las trompas de Falopio, o el esperma alcance al huevo en un periodo de 24 horas. Después de 24 horas, un huevo no fertilizado será absorbido en las trompas de Falopio. No deja el útero con el sangrado menstrual. Sin embargo, si el huevo es fertilizado, comenzará la jornada de aproximadamente una semana por las trompas de Falopio hasta el útero, donde se prenderá y continuará desarrollándose. Cuando el huevo se pega al tejido del útero es llamado **implantación** (Figura 5).

Si la mujer no queda embarazada, el tejido cambia dejando que la sangre que se ha estado acumulando para un posible embarazo deje el

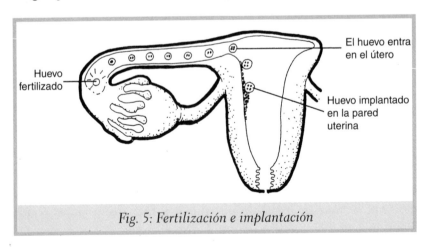

Huevo fertilizado

El huevo entra en el útero

Huevo implantado en la pared uterina

Fig. 5: Fertilización e implantación

útero. Cuando esto pasa, la sangre corre por el cuello del útero, viaja por el canal vaginal y sale por la abertura vaginal.

Como mencionamos, la abertura cervical es usualmente como del tamaño de la punta de un lápiz para la mujer que no ha tenido un parto vaginal. Sin embargo, la abertura cervical se ensancha en diferentes tiempos por diferentes razones. Por ejemplo, durante la menstruación esta abertura se ensancha como al tamaño de la punta del dedo pequeño para que la sangre pueda salir fácilmente del útero. Este ensanchamiento del cuello del útero durante la menstruación ocurre hasta cierto punto aún cuando el cuello del útero ya haya sido abierto por un parto vaginal. La abertura cervical también se ensancha durante la ovulación, cerca del tiempo cuando el huevo va a salir del ovario. Esto permite que el esperma viaje fácilmente dentro del cuello del útero para que continúe su jornada a la parte de afuera de las trompas de Falopio y encontrarse con el huevo. La abertura cervical también se ensancha considerablemente durante el nacimiento vaginal de un bebé. Y finalmente la abertura cervical se abre poco después del orgasmo casi tanto como para la menstruación y la ovulación. Algunos creen que esto ayuda a que la mujer quede embarazada. Sin embargo, las investigaciones no han demostrado que esto sea un hecho, particularmente porque un gran número de mujeres no tienen orgasmos durante las relaciones sexuales y aún quedan embarazadas sin ninguna dificultad.

La Pubertad y el Ciclo Fértil

La ovulación comienza en algún punto durante **la pubertad,** el proceso por el cual la niña alcanza la madurez sexual y física. Para la mayoría de las muchachas la pubertad comienza entre las edades de los ocho y los trece años. Como con los muchachos, este proceso dura aproximadamente cuatro años. Generalmente, la primera señal de la pubertad es el desarrollo de los pechos, seguido por el crecimiento de vellos en las axilas y vello púbico. Uno de los últimos eventos de la pubertad es el comienzo del sangrado menstrual. Aunque el comienzo del sangrado menstrual significa que los ovarios han alcanzado un nivel maduro de desarrollo, algunas muchachas no ovulan regularmente o del todo por uno o dos años después de su primer periodo menstrual. Una vez que los huevos comienzan a salir, la muchacha es fértil y puede quedar embarazada.

La serie de cambios que el cuerpo de la mujer constantemente experimenta, desde el primer día de sangrado menstrual hasta el día antes de que éste comience otra vez es comúnmente llamado el **ciclo menstrual.** Usualmente un huevo deja el ovario durante cada ciclo menstrual. Para el tiempo que la mujer alcance la menopausia, como 400 huevos han sido soltados.

El ciclo menstrual o fértil siempre comienza el primer día que cualquier señal de sangrado menstrual aparece, aún si es solo manchas o un flujo ligero de sangre, y termina el día antes que el nuevo sangrado menstrual comience otra vez. Por ejemplo, digamos que el sangrado de Mary comenzó el día 1 de abril. Su próximo sangrado *menstrual* comenzó el día 30 de abril. Por lo tanto, su ciclo menstrual o fértil durante abril fue de 29 días.

El sangrado menstrual es la parte más visible del ciclo menstrual. La mayoría de mujeres crecen creyendo que el sangrado menstrual es el "evento mayor", o la parte más importante del ciclo. El ciclo es aún nombrado por la menstruación. No obstante, cuando usted lo piensa, el sangrado menstrual es solamente el principio de un nuevo ciclo y significa que la mujer no quedó embarazada. El verdadero propósito del ciclo es de preparar el cuerpo de la mujer para el embarazo y permitir que la ovulación ocurra. *La ovulación, o la liberación del huevo del ovario, es el EVENTO MAYOR del ciclo menstrual.* ¡Este ciclo es el tiempo en el que el cuerpo de la mujer se prepara para la fertilidad! Por esto, creemos que usar el nombre **ciclo fértil** en lugar de "ciclo menstrual" es más correcto y apropiado, particularmente en el contexto de aprender la PFN.

El ciclo fértil se extiende por muchos días. Aunque un ciclo puede ser más largo o corto, usualmente dura entre 24–35 días. No es inusual que el ciclo fértil de la mujer varíe en longitud de 2–7 días de ciclo a ciclo. Por ejemplo, la misma mujer puede tener ciclos de 25 días de duración, otros ciclos de 27 días y todavía otros de 32 días. Y esto está bien—es normal para ella. Es también normal que el número de días en los cuales ocurre el sangrado menstrual a la vez que la cantidad de sangre cambie con los diferentes ciclos.

Eventos del Ciclo de la Fertilidad

Esto es lo que ocurre durante el ciclo de fertilidad para permitirle a la mujer quedar embarazada. Durante el tiempo que comienza el sangrado menstrual, una parte del cerebro y la **glándula pituitaria,** una glándula en la base del cerebro, comienzan a comunicarse una con la otra y con los ovarios para que varios huevos puedan comenzar a crecer. Esta comunicación es hecha posible por hormonas producidas en la glándula pituitaria y en los ovarios. Las hormonas viajan a través del corriente sanguíneo enviando mensajes que permiten que los huevos crezcan como deben y le permiten al sistema reproductivo de la mujer prepararse para un embarazo.

La comunicación entre la glándula pituitaria y los ovarios causa lo siguiente:

1. Los ovarios reciben un mensaje de empezar a criar varias de las células de los huevos inmaduros.

2. A medida que las células de los huevos se maduran, otras células que las rodean comienzan a crear hormonas, incluyendo **estrógeno,** la hormona femenina más importante. Las células de los huevos combinadas con las células que las rodean son llamadas **folículos.**

3. A medida que cada célula de huevo madura en su folículo, las células en el folículo hacen más y más estrógeno.

4. En algún punto, usualmente un huevo va a ser escogido para crecer y madurar y salir del ovario (nadie sabe como esto sucede). El resto de los huevos dejarán de crecer.

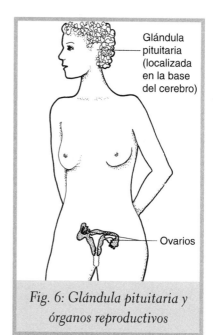

Glándula pituitaria (localizada en la base del cerebro)

Ovarios

Fig. 6: Glándula pituitaria y órganos reproductivos

5. El estrógeno causa que el tejido interno del útero crezca y desarrolle el suministro apropiado de sangre y nutrientes para que el huevo fertilizado se adhiera al tejido del útero.

6. A medida que el tejido interno del útero se está preparando para la posibilidad de un embarazo, el estrógeno causa que las células en el cuello del útero comiencen a fabricar el moco cervical. A medida que el tiempo de la ovulación se aproxima, este moco se convierte en **moco muy fértil**. ¡El moco fértil contiene una buena cantidad de agua y varias sustancias que le encantan al esperma! Cuando se encuentra en este tipo de moco, ¡el esperma puede permanecer saludable y capaz de fertilizar un huevo por hasta cinco días! Esto significa que una mujer puede tener relaciones sexuales el lunes y, si el moco fértil está presente, el esperma puede estar esperando en el sistema reproductivo para fertilizar el huevo—¡aún si no es soltado del ovario hasta el viernes! *El hecho de que el esperma puede ser capaz de fertilizar un huevo hasta cinco días después es importante de recordar para el uso exitoso de la planificación familiar natural.*

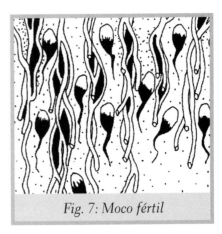

Fig. 7: Moco fértil

El moco cervical fértil también ayuda a filtrar el esperma no saludable. Contiene canales que forman "superautopistas" que vibran, ayudando a empujar el esperma en el útero. Estos canales son demasiado estrechos para que algún esperma defectuoso, de forma fuera de lo común y más grande que lo normal nade a través.

7. El estrógeno produce cambios en la posición del útero, causando que el cuello del útero se mueva hacia arriba en el canal vaginal. El estrógeno también causa que el cuello del

útero se haga más suave y que la abertura se ensanche. Todos estos cambios ayudan a que el esperma viaje más fácilmente dentro del útero. Los cambios en ambos, el moco y el cuello del útero pueden ser observados por la mujer, capacitándola para determinar sus días fértiles. *El moco cervical y cambios en el cuello del útero son dos de las mayores señales de fertilidad que son usadas para lograr o prevenir un embarazo.* Para más información sobre estas señales de fertilidad, vea el próximo capítulo.

8. La ovulación ocurrirá una vez que el huevo alcanza un nivel de madurez y el ovario ha fabricado suficiente estrógeno. La ovulación es el proceso en el que el huevo deja el ovario. Después de que esto pasa, el huevo entra en las trompas de Falopio.

9. Una vez que el huevo alcanza cierto nivel de madurez y el ovario ha fabricado suficiente estrógeno, la ovulación ocurrirá. Cuando esto pasa, es llamado el **cuerpo lúteo** (de corpus luteum, latín por "cuerpo amarillo"). El cuerpo lúteo produce estrógeno y grandes cantidades de **progesterona**—la segunda hormona femenina más importante.

10. Una vez que la ovulación ha ocurrido, la progesterona controla el resto del ciclo fértil. Uno de sus trabajos es cambiar el tejido interno del útero para que dentro de cinco días después de la ovulación, el tejido uterino esté completamente preparado para recibir un huevo fertilizado.

11. Una gran cantidad de progesterona ayuda a parar que los ovarios suelten más huevos. Esto significa que una vez que la ovulación ocurre, no pasará otra vez más tarde durante ese mismo ciclo fértil. Ocasionalmente un segundo (y, raramente, un tercer o cuarto) huevo será soltado, pero si esto pasa, será dentro de 24 horas después de haber soltado el primer huevo. Esto explica la razón que hay gemelos no idénticos, o

fraternos. Aproximadamente 1 por ciento de todos los niños nacidos en los Estados Unidos son gemelos no idénticos.

Después de que uno, o tal vez dos, huevos son soltados, no se soltarán más durante ese ciclo. Puesto que no hay más huevos soltados, no hay más posibilidad de embarazo. Este es otro factor importante de recordar cuando se usan las señales de fertilidad para prevenir embarazos.

12. La progesterona también causa la producción de **moco infértil**. Este tipo de moco es fabricado por el cuello del útero por una razón solamente . . . ¡para proteger el embarazo! Tan raro como esto parezca, aún cuando el huevo y el esperma se encuentran, el cuerpo de la mujer no lo sabe por varios días. Sin embargo, lo que es sorprendente es que durante y poco después de la ovulación, el cuello del útero y el moco automáticamente pasan por cambios para ayudar a proteger el embarazo, ¡haya pasado o no! El cuello del útero produce moco infértil, un tipo de moco protector que ayuda a bloquear la abertura del cuello del útero. Si la mujer queda embarazada, este tipo de moco debe estar en el cuello del útero por una razón extremadamente importante. Dificulta que bacterias, viruses y otras sustancias vivan y viajen por el cuello del útero y dentro del útero donde pueden dañar el embarazo. Este moco protector es también dañino para el esperma. Al esperma no le gusta, no puede vivir en él por más de un corto periodo de tiempo y no puede navegar por él. De hecho, ¡el moco infértil ha sido llamado el mejor espermicida natural!

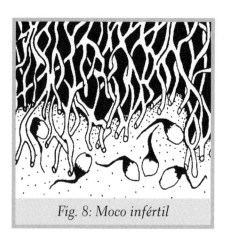

Fig. 8: Moco infértil

13. Tan pronto como ocurre la ovulación, el cuello del útero se hace firme, y se baja en el canal vaginal y la abertura se cierra. Estos cambios ayudan a reducir la posibilidad de que el esperma u otras materias ajenas entren en el útero y dañen el embarazo, si uno ha ocurrido.

Los cambios especiales en el moco y el cuello del útero que ocurren después de la ovulación pueden ser usados para determinar cuándo los días fértiles han terminado y cuándo han comenzado los días infértiles después de la ovulación. Usted aprenderá sobre estos métodos en los siguientes capítulos.

Hemos introducido una señal principal que puede ser usada para determinar cuáles días son fértiles e infértiles—el moco. Ahora es tiempo de introducir otra señal principal de fertilidad—la temperatura basal del cuerpo (TBC). Esta señal invaluable puede ser usada, con o sin observar los cambios del moco, para determinar cuando terminan los días fértiles y cuando comienzan los días infértiles después de la ovulación.

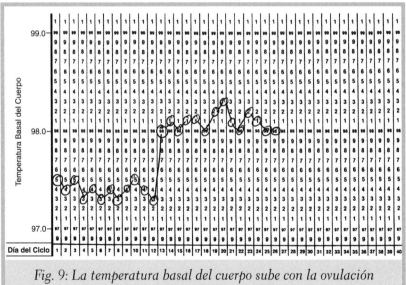

Fig. 9: La temperatura basal del cuerpo sube con la ovulación

Cortamente antes, durante o cortamente después de la ovulación, la temperatura del cuerpo de la mujer usualmente sube notablemente de aproximadamente tres-tercios de grado a un grado completo Fahrenheit (0.3°F–1.0°F) más alta de lo que ha sido hasta este punto. Esto pasa, en parte, porque la progesterona es una hormona que produce calor. Una vez que la temperatura ha subido, se mantendrá alta de doce a dieciséis días. Empieza a bajar poco antes o durante el tiempo que el sangrado menstrual comienza nuevamente. Esto es porque el cuerpo lúteo produce progesterona por varios días, manteniendo el tejido interno del útero en su lugar el tiempo suficiente para que el huevo fertilizado viaje hasta el útero y se adhiera al tejido interno del útero.

Si el cuerpo lúteo no trabaja bien y progesterona no se produce en la cantidad adecuada, el tejido interno del útero puede cambiar y permitir que el sangrado menstrual comience antes de tiempo. Aún si un huevo y un esperma se encontraran, si el sangrado comienza antes que el huevo fertilizado llegue al tejido interno del útero, no tendrá lugar donde adherirse y crecer. Esto significa que el embarazo no puede continuar. Esto puede causar problemas de fertilidad para la mujer.

Si el embarazo no ocurre, el cuerpo lúteo recibe un mensaje de la glándula pituitaria de que ya no se necesita de modo que deja de producir estrógeno y progesterona. Puesto que estas hormonas ya no están presentes en las cantidades necesarias para mantener el tejido interno del útero en su lugar, el tejido interno comienza a cambiar, permitiendo que el sangrado menstrual comience. Cuando esto pasa, un nuevo ciclo comienza.

Los cambios en la cantidad de estrógeno y progesterona durante el ciclo fértil causan cambios asombrosos en el cuerpo de la mujer. Antes de la ovulación, niveles elevados de estrógeno son responsables de ocasionar los cambios en el moco y el cuello del útero que permiten que el esperma viaje dentro del sistema reproductivo de la mujer y se encuentre con el huevo. El tejido interno del útero también está cambiando para prepararse para la posibilidad de un embarazo. Después de la ovu-

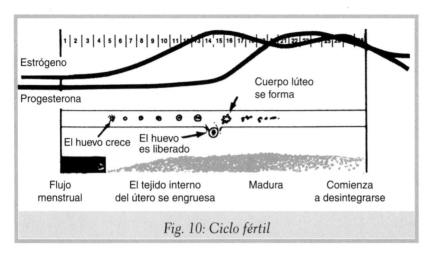

Fig. 10: Ciclo fértil

lación, niveles elevados de progesterona son responsables de ocasionar los cambios en el moco y el cuello del útero para ayudar a proteger un embarazo. El tejido interno continúa preparándose para la posibilidad de un embarazo. Los niveles elevados de hormonas también causan cambios obvios en el moco cervical y la temperatura basal del cuerpo que la mujer puede observar para determinar dónde ella se encuentra en su ciclo. Este conocimiento puede ayudarla a saber cuándo puede tener relaciones sexuales para prevenir o lograr un embarazo.

La Menstruación durante la Historia

Tomó siglos para que la comunidad médica desarrollara la tecnología y el entendimiento para descubrir la ovulación y las formas en las que el cuerpo de la mujer cambia para permitirle quedar embarazada. Hasta que esto pasó, el sangrado menstrual era el único aspecto de la fertilidad femenina que se conocía, simplemente porque se podía ver fácilmente. Hace más de cuatrocientos años, el sangrado menstrual se le conocía como **menstruación** por la palabra del latín "mensual". Durante el tiempo, ha tenido muchos nombres diferentes, tales como "periodo", "maldición", "amiga", etc. Durante la historia, y aún hoy, ¡el sangrado menstrual se ha considerado más una "maldición" que una "amiga"! Hay muchas razones para esto. Durante tiempos antiguos, el sangrado era asociado con el proceso de vida. Las personas creían que la vida continuaba mientras la sangre permanecía en el cuerpo. La hemorragia significaba que se estaba lastimado y frecuentemente significaba la muerte. Por lo tanto, que una mujer sangrara sin estar lastimada era un misterio inexplicable. Casi todas las religiones y culturas han formado creencias sobre este misterio de la mujer, a menudo visto en una forma negativa. Las mujeres que estaban menstruando se les creían poseídas por espíritus malos o buenos. En algunas culturas prehistóricas las mujeres eran consideradas diosas. Se creía que poseían poderes sobrenaturales. Si las mujeres podían controlar la fuerza de la vida, también podían controlar el tiempo, el crecimiento de las cosechas, el nacimiento y la muerte.

Este poderoso y divino atributo dado a la mujer fue puesto de cabeza pronto. Tan pronto como las civilizaciones primitivas se dieron cuenta que las mujeres que continuaban menstruando no estaban ayudando a incrementar la población, la menstruación se convirtió en una "maldición". Se creía que las mujeres estaban poseídas por el diablo y se les llamaban brujas. Cuando estaban menstruando, se les consideraba ser peligrosas a los hombres. De hecho, se les culpaba a las mujeres por casi todo. Si las cosechas se morían, la leche se cuajaba, la carne se ponía mala o un tornado o huracán pasaba, ¿adivine a quién le echaban la culpa? En algunas culturas, las mujeres tenían que vivir en lugares especiales, alejadas de sus hogares durante su menstruación. Esto era para proteger a todos del mal, ¡puesto que se decía que la mirada de una mujer menstruando ablandaba los huesos de los hombres y no les permitía pelear bien en la batalla!

Obviamente ésta actitud sobre la menstruación era basada en la ignorancia y el miedo. Muchas mujeres hoy todavía sienten los efectos de esta historia. Muchos hombres y mujeres sienten que la menstruación es sucia, en vez de verla como el fin de un ciclo fértil y el comienzo del otro—nada más ni nada menos.

PARA REPASAR

Durante la primera parte del ciclo fértil, el huevo se desarrolla, y el cuello del útero se levanta, se pone suave, se abre y produce moco fértil. Estos cambios mantienen el esperma vivo y saludable y permiten que viaje hacia el huevo. Pueden también ayudar a una mujer a identificar los días antes de la ovulación cuando ella puede o no puede quedar embarazada y cuando su tiempo fértil antes de la ovulación comienza. La temperatura basal del cuerpo está usualmente baja durante este tiempo.

Una vez que el huevo deja el folículo, el cuello del útero se cierra, y el moco infértil se produce. Estos cambios ayudan a proteger el embarazo si uno ocurriera. La temperatura basal del cuerpo se eleva. Todos estos cambios ayudan a la mujer a identificar cuando su tiempo fértil ha terminado, y su tiempo infértil después de la ovulación ha comenzado.

SUS NOTAS

_____

_____

_____

_____

_____

_____

_____

_____

_____

_____

_____

5

Sus Señales de Fertilidad

Es importante aprender todo lo que pueda sobre su ciclo fértil para que sea capaz de usar la planificación familiar natural (PFN) o el método del conocimiento de la fertilidad (MCF) tan efectivamente como sea posible. *El conocimiento es importante.* En esta sección enfatizamos una clase especial de conocimiento—**el conocimiento de la fertilidad:** aprendiendo acerca de sus señales de fertilidad y la forma en la cual usted puede observar sus patrones de cambios durante su ciclo fértil.

Las dos señales más importantes de su fertilidad son:

* el moco cervical
* la temperatura basal del cuerpo

Otra señal importante de fertilidad que se puede observar es el cuello del útero.

Los Cambios en el Moco Cervical

El moco cervical es normal, saludable y es un aspecto importante de su fertilidad. Como hemos discutido anteriormente, usted puede usar los cambios en el moco cervical para saber cuándo puede y no puede quedar embarazada aprendiendo a reconocer las cualidades del moco fértil e infértil.

Si usted va a usar el moco cervical para determinar cuándo sus días fértiles e infértiles comienzan y terminan, usted tendrá que aprender sobre los diferentes cambios del moco que usted puede experimentar y las formas en las cuales usted buscará estos cambios. Cuando usted tenga esta información y anote los cambios que observe en su gráfica del conocimiento de la fertilidad, usted estará lista para aplicar instrucciones simples que le ayudarán a conocer apropiadamente los días en los que puede y no puede quedar embarazada.

Recuerde: El moco fértil ayuda a la mujer a quedar embarazada; el moco infértil evita el embarazo.

Ambos, el moco fértil e infértil tienen su propio y especial:

❖ color

❖ cantidad

❖ textura

Ambos, el moco fértil e infértil también causan que el área vaginal (el área adentro y alrededor de la abertura vaginal y los labios vaginales) tenga su propia sensación especial, o lo que se conoce como "sensaciones vaginales". Éstas no se sienten por solo tocar el área vaginal. En cambio, éstas son sensaciones que la mujer observa por medio de pensar en ellas. Una mujer debe pensar: "¿Se sienten mis labios vaginales y el área alrededor de mi abertura vaginal húmeda? ¿Tengo una sensación resbalosa o lubricada?" Algunas mujeres ya están familiarizadas con este tipo de sensación húmeda y lubricada durante algunos días de su ciclo fértil pero no se dan cuenta que es un reflejo de su fertilidad y el tipo de moco cervical que está siendo producido. Ellas pueden pensar que la humedad es causada por una infección vaginal o por no lavarse bien el área vaginal o por alguna otra razón desconocida.

Es la combinación de moco cervical y sensaciones vaginales lo que provee a la mujer con la información que necesita para usar la PFN. Cuando discutamos el patrón del moco cervical más abajo, por favor trate de imaginarse la calidad de sensaciones vaginales que puede sentir cuando se está produciendo un tipo particular de moco. Esto servirá como una forma de ejercicio que le ayudará a desarrollar el conocimiento de las sensaciones vaginales.

Los Diferentes Patrones de Moco Cervical

El número de días que una mujer tiene el tipo de moco fértil e infértil puede variar de ciclo fértil a ciclo fértil. Las características del moco pueden también varíar hasta cierto grado, no obstante, los patrones de moco básicos para la mayoría de las mujeres son ... SECO ... a HÚMEDO ... a SECO. Esto significa que temprano en el ciclo fértil y después de que el sangrado menstrual termina, una mujer puede esperar experimentar días en los cuales no hay moco húmedo. A menudo ella no podrá ver o sentir ningún tipo de moco en estos días. (Las sensaciones vaginales son usualmente secas.) En forma alterna, ella puede a veces ver moco, pero no se siente húmedo. Este tipo es llamado "moco seco". (Las sensaciones vaginales serán secas o pegajosas.) Eventualmente, a medida que el tiempo de la ovulación se acerca, el moco se vuelve húmedo, resbaloso y elástico. Puede que también haya un poco de sangre mezclada con el moco resbaloso y húmedo. (Las sensaciones vaginales son húmedas.) Después de la ovulación, el moco pierde sus cualidades húmedas, resbalosas y elásticas. (Las sensaciones vaginales son pegajosas o secas.) El patrón que acabamos de describir es muy básico y es una reflexión de la elevación y disminución de los niveles de hormonas que ocurren a medida que el huevo crece y después de que el huevo ha salido del ovario.

Antes de que describamos unos cuantos ejemplos de los patrones del moco típico, es importante saber como observar el moco.

Unas Pocas Palabras sobre la Observación del Moco Cervical

Antes de que describamos los pasos para chequear el moco, nos gustaría ofrecer alguna información que, si la necesitara, puede servir para animarla a medida que aprende sobre sus patrones de cambio del moco.

1. Las observaciones del moco no son algo que tiene que hacer todos los días de su vida mientras use la PFN o el MCF. Comienzan cuando el sangrado menstrual termina y continúan por unos pocos o varios días, dependiendo de cuanto tiempo dura su ciclo fértil. Puede dejar de chequear su moco cervical por el resto de su ciclo menstrual después de haber aplicado la información de los cambios en su moco que le digan si ya ha pasado la ovulación y no puede quedar embarazada.

2. Puede sentirse suficientemente cómoda usando sus cambios de moco para evitar un embarazo después que los ha observado cuidadosamente por 2 a 4 semanas. Algunas mujeres encuentran su patrón de moco cervical muy fácil de aprender y tienen confianza en usarlo para evitar embarazos en un corto periodo de tiempo.

3. Algunas mujeres preguntan, "¿Cómo sabré la diferencia entre moco húmedo y seco?" Cuando observe su moco, tiene que darse la oportunidad de experimentar los diferentes tipos de cambios para que los pueda comparar uno contra el otro. Cuando haga esto, la diferencia entre el moco húmedo y el moco seco es usualmente muy obvia.

4. El único tipo de observación del moco que recomendamos se llama **chequeo externo,** o el chequeo del moco en la abertura vaginal. La razón de esto es que la mejor investigación sobre la PFN ha sido hecha usando el chequeo externo. Si usted inserta un dedo dentro de la vagina para obtener una muestra del moco, usted se puede confundir tratando de determinar la diferencia entre el flujo normal y el moco cervical. Lo último que quiere mientras está aprendiendo ésta gran, pero nueva información, ¡es sentirse confundida!

5. La humedad vaginal normal que usted puede experimentar durante todo el día, incluyendo sudor, es absorbida por el papel del baño. El moco se queda en la superficie del papel.

*Direcciones para las Observaciones del Moco Cervical
y las Sensaciones Vaginales*

Comience las observaciones del moco cuando el sangrado menstrual pare o disminuya al punto que usted pueda chequear el moco correctamente, tal como cuando sólo tenga unas pocas manchas de sangre. En los días que necesita observar los cambios del moco, es importante comenzar a hacerlo tan pronto como se levanta y antes de que se bañe y vaya al baño. Antes de hacer la observación actual del moco, pregúntese:

"¿Se **siente** el área alrededor de las afueras de mi abertura vaginal y mi abertura vaginal húmeda y/o resbalosa o se siente seca y pegajosa?" Cuando usamos la palabra "sentir," no significa que tocará el área, en cambio, usted **pensará** en ella. Es como pensar si "¿Tengo frío o calor?" "¿Está mi piel húmeda o seca?" Usted puede contestar estas preguntas sin tocar el cuerpo, simplemente estando al tanto de los cambios físicos que está experimentando. Esto puede sonar raro cuando se trata de la vagina ¡pero es cierto! Cuando piensa en cómo se siente el área de la vagina, usted está aprendiendo sobre sus sensaciones vaginales o cómo se siente su vagina. Estas son las sensaciones que son importantes de aprender, y probablemente las ha notado antes como resultado de diferentes circunstancias. Por ejemplo, si usted tuvo relaciones sexuales y hubo semen en su vagina, probablemente se sintió húmeda y resbalosa por varias horas después de tener relaciones sexuales. No tuvo que tocarse el área vaginal, usted sabía por la sensación de humedad. Un medicamento vaginal o espermicida puede hacer que la vagina se sienta húmeda o pegajosa. La excitación sexual crea una sensación húmeda en el área vaginal. El sudor también puede ocasionar que la vagina se sienta húmeda. Muchas mujeres saben que tienen una sensación húmeda poco antes de que su menstruación comience y a menudo van al baño para ver si comenzaron a sangrar.

Las sensaciones vaginales son importantes de entender porque pueden servir como señales del tipo de moco que se está produciendo. Por ejemplo, si el cuello del útero está produciendo moco húmedo, hará que las afueras de la vagina se sientan húmedas. A medida que se acerca la ovulación y el moco se hace húmedo, desarrolla características resbalosas y elásticas que hacen que el área vaginal se sienta resbalosa y lubricada. El área vaginal incluso se puede sentir un poco hinchada, causando un sentimiento de llenura y tal vez más sensitividad. El moco que no tiene una consistencia húmeda y que es a veces descrito como pegajoso, pastoso y migajoso hará que las afueras de la vagina se sientan secas y pegajosas. Cuando no se está produciendo moco, las afueras de la vagina usualmente se sienten secas también.

Por favor recuerde, las sensaciones vaginales no se experimentan tocando el área de la vagina con los dedos. Son sentimientos a los que la mujer se "sintoniza" mentalmente. Mientras camina, se sienta o se acuesta, la mujer debe preguntarse: "¿Se siente mi área vaginal húmeda o seca? ¿Se siente resbalosa, llena o hinchada?" Por medio de la práctica continua, la evaluación de las sensaciones vaginales se hace cada vez más fácil. De hecho, algunas mujeres se hacen tan expertas con sus sensaciones vaginales que ellas saben que tipo de moco están produciendo sin siquiera usar la técnica de chequear el moco descrita abajo. Aún si alcanza este nivel de experiencia, todavía le sugeriremos fuertemente que continúe chequeando su moco regularmente. Combinando el conocimiento de las sensaciones vaginales y el moco cervical es la mejor alternativa cuando se está usando esta información para evitar embarazos.

Una vez que ha decidido cómo se sienten las afueras de la vagina, el próximo paso es mirar el moco. Hay tres pasos a seguir para hacer esto:

1. Tome un pedazo de papel del baño blanco doblado y límpiese la parte de afuera de la abertura vaginal.

2. Luego, mire el papel del baño y conteste estas preguntas:

   – ¿Hay moco en el papel del baño?

   – Si hay, ¿de qué color es?

   – ¿Cuánto moco hay en el papel del baño?

3. Después, determine cómo se siente el moco.

   – Tome una muestra del moco entre dos dedos para ver cómo se siente.

   – Abra los dedos lentamente para ver si el moco se estira o si solo forma pequeños picos.

   – ¿Se siente el moco pegajoso, pastoso, migajoso, o se siente húmedo? ¿Se siente que se estira y resbaloso?

Su moco cervical debe ser chequeado unas cuantas veces durante el día porque éste cambia en diferentes tiempos. Por ejemplo, puede ser pastoso

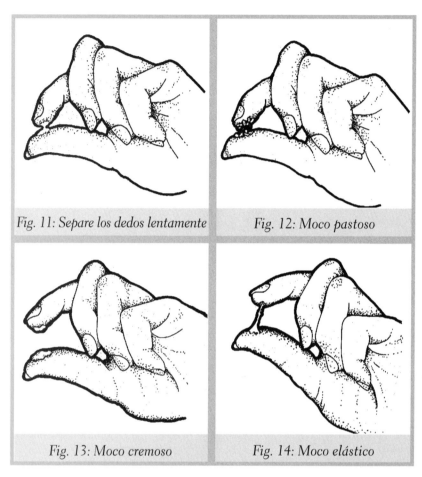

Fig. 11: Separe los dedos lentamente   *Fig. 12: Moco pastoso*

Fig. 13: Moco cremoso   *Fig. 14: Moco elástico*

y pegajoso en la mañana y la tarde, pero por la noche, puede ser húmedo y elástico. Entre más a menudo se pueda chequear el moco cervical, mejor. Muchas mujeres encuentran conveniente el chequearse el moco cervical cada vez que tienen que ir al baño.

El Ejercicio Kegel

Sin duda ha habido ocasiones cuando necesita usar el baño y no hay un baño a la vista. Para evitar un accidente, usted aprieta fuertemente los músculos "de allí abajo" para ayudar evitar la salida de la orina. Estos músculos que rodean la vagina son llamados músculos pubococygeal. El ejercicio Kegel involucra el estrechamiento y relajamiento de estos músculos. Es bueno hacerlos regularmente porque éstos pueden ayudar a mantener los músculos fuertes. Esto, a su vez, ayudará a mantener la vejiga en su lugar para que se puedan prevenir problemas de incontinencia a medida que la mujer envejece.

Los ejercicios son fáciles de hacer y pueden ser hechos en cualquier lugar ¡sin que nadie se dé cuenta! Para hacer los ejercicios Kegel, apriete su abertura vaginal lo más fuerte que pueda, pretendiendo que está evitando que salga la orina. Este movimiento causa que los músculos se contraigan. Mantenga apretado por cinco segundos, después relaje los músculos. Repita apretar y relajar los músculos por lo menos diez veces varias veces al día. No solo es este ejercicio saludable, y uno que ayuda a algunas mujeres a incrementar el placer sexual para ellas y su pareja, pero también ayuda a empujar cualquier moco que se encuentre en el cuello del útero hacia la abertura vaginal. Por esto, tal vez quiera hacer el ejercicio antes de chequear el moco.

Otros tiempos excelentes para chequear el moco cervical son después del ejercicio físico o el movimiento del estómago. Como con el ejercicio Kegel, estas actividades pueden causar que el moco viaje hacia la abertura vaginal. De hecho, si está teniendo dificultad viendo el moco en días cuando debería verlo, haga nota de chequear por moco después de cualquier tipo de ejercicio, ejercicio Kegel o movimiento del estómago.

Tres Patrones Típicos de Moco

Ahora que usted sabe cómo chequear su moco y sus sensaciones vaginales, miremos ejemplos de tres patrones típicos de moco que pueden ocurrir después de que su sangrado menstrual termina.

PATRÓN NÚMERO 1: Después de que el sangrado menstrual termina, tal vez no mirará mucosidad de uno a varios días, y sus sensaciones vaginales serán secas. No hay absolutamente ninguna sensación húmeda o resbalosa alrededor de los labios y la abertura vaginal. Los días en los que no hay mucosidad y las sensaciones vaginales son secas son llamados "días secos". Algunas mujeres notan esta sequedad casi al final de su flujo menstrual. Cuando remueven un tampón, experimentan incomodidad porque hay muy poca humedad en el área vaginal por la falta de moco cervical. Algunas mujeres notan que las relaciones sexuales no son tan cómodas para ellas durante estos días secos. Aunque se sienten excitadas sexualmente y tienen lubricación vaginal, todavía no se sienten tan cómodas en comparación a los días cuando moco húmedo es producido y se mezcla con la humedad creada por la excitación sexual.

Una mujer que tiene de pocos a varios días secos antes de sus días fértiles está experimentando su **patrón básico de infertilidad** (PBI) o la forma en que su cuerpo le señala que está experimentando un tiempo infértil. Esto hace sentido porque, como usted sabe, el moco fértil es producido a medida que se acerca la ovulación y es necesario para que el esperma viva y viaje. Entonces, ¡la posibilidad de quedar embarazada al tener relaciones sexuales durante los días secos es muy poca!

PATRÓN NÚMERO 2: Cuando termina el flujo menstrual, puede empezar a producirse una mucosidad inmediatamente. Esto es más común para las mujeres que tienen ciclos de fertilidad cortos, tales como esos que son de menos de 26 días. La mucosidad es a menudo una que no se siente húmeda pero en cambio se siente pegajosa, pastosa o migajada y es de color amarillo blancuzco en su ropa interior. No es una mucosidad húmeda. No se estira. Puede formar pequeños picos en los dedos a medida que trata de estirarlo. Puesto que contiene muy poca humedad, causa que el área vaginal se sienta seca o pegajosa.

PATRÓN NÚMERO 3: Cuando termina el flujo menstrual, usted puede producir una mucosidad inmediatamente que se siente húmeda y parece cremosa y blanca. No se siente resbalosa todavía, y puede estirarse un poco o tal vez nada. Este tipo de moco a menudo da una sensación húmeda alrededor de la abertura vaginal.

Para revisar estos patrones, una vez que termina el flujo menstrual, usted puede experimentar lo siguiente:

1. Una sensación seca en la abertura vaginal, sin mucosidad presente.

2. Una sensación seca y pegajosa en la abertura vaginal, con mucosidad pegajosa, pastosa y migajada.

3. Una sensación húmeda en la abertura vaginal con mucosidad húmeda que es a menudo cremosa.

Cambios en el Moco a Medida que se Aproxima la Ovulación

Sin importar si tiene mucosidad seca o comienza a producir mucosidad seca o húmeda después de que el flujo menstrual termina, las mujeres que están ovulando experimentan el mismo cambio a medida que se aproxima la ovulación. Este cambio es la producción de mucosidad progresivamente húmeda. Recuerde que entre más cerca la ovulación, más húmedo se vuelve el moco. Esto se debe al hecho de que cuando la ovulación se aproxima, se hace más estrógeno porque el huevo se prepara para dejar el ovario. El nivel elevado de estrógeno causa que las glándulas en el cuello del útero produzcan mucosidad más húmeda.

Además, la cantidad de mucosidad puede incrementar, y usualmente se hace clara y puede ponerse opaca. Puede aún ser rosada por la pequeña cantidad de sangre que normalmente puede salir del útero. Puede ser estirada entre dos dedos (Figura 14). Este tipo de mucosidad tiene la apariencia y textura de la clara de un huevo. Conocido como **spinnbarkeit** (pronunciado spin-bar-kite), puede parecerse a los brillantes hilos de una tela de araña. La mucosidad húmeda, resbalosa y lubricante causa una sensación húmeda, resbalosa, lubricada alrededor de los labios y la abertura vaginal, junto con un incremento de mucosidad húmeda en su ropa interior. Algunas mujeres han malentendido esta mucosidad húmeda, considerándola una señal de una infección vaginal. ¡Esto no es así!

Durante este tiempo cuando su mucosidad se siente lo más húmeda y resbalosa sus sensaciones vaginales son resbalosas y lubricadas con tal vez una sensación de llenura o un poco hinchada, su nivel de estrógeno ha alcanzado su punto más alto en su ciclo fértil. ¿Esto significa que el día cuando su mucosidad es más húmeda, resbalosa y elástica éste es el día exacto de la ovulación? No necesariamente. Puede ser, pero la ovulación ya pudo haber ocurrido, o puede estar a punto de ocurrir en más o menos un día. Hay diferentes informes de cuando ocurre la ovulación en relación a algunos cambios de mucosidad. Los investigadores han presentado diferentes opiniones y teorías en cuanto al tiempo que una mujer es más fértil de acuerdo con sus cambios en la mucosidad. Determinar el día más fértil es difícil, sino imposible de lograr—ya sea por medio de exámenes caseros o por medio de una facilidad médica. Esto también es cierto cuando se intenta determinar el tiempo exacto de la ovulación. Sin embargo, esto no importa cuando se trata de la PFN. La PFN está basada en saber cuándo los días fértiles comienzan y terminan. En algún punto durante estos días, la ovulación ocurrirá. El saber el día exacto de la ovulación es completamente innecesario cuando se está usando la PFN, sin importar si la está usando para evitar o lograr un embarazo. Por favor piense en "tiempo fértil" en vez de "día de ovulación". En vez de enfocarse en el tiempo exacto de ovulación, piense sobre los días más fértiles versus los días menos fértiles. Cuando está usando la PFN para evitar embarazos, puede imaginarse cómo el enfocarse en uno o dos días en particular puede causar ansiedad innecesaria y tal vez un embarazo no planeado. El hecho es que un poquito de mucosidad fértil puede dejar a una mujer un "¡poquito embarazada!" La belleza de la PFN es que no depende de un día en particular pero en el número de días de un ciclo que han demostrado claramente ser fértiles.

Usted sabe que pronto después de la ovulación, la mucosidad se debe volver del tipo que ayuda a proteger el embarazo. Este tipo de mucosidad infértil es producida por niveles elevados de progesterona que ocurren pronto después de la ovulación. A medida que se elevan los niveles de progesterona, la sensación húmeda en las afueras de la abertura vaginal desaparece, y el moco se hace pegajoso y pastoso o no se verá mucosidad del todo. Algunas mujeres tienen una sensación seca constante en las afueras de la abertura vaginal por el resto de su ciclo fértil. Otras mujeres continúan teniendo mucosidad pastosa o pegajosa, o sensaciones vaginales secas hasta que su próximo ciclo fértil comienza. Un par de días antes de que empiece el sangrado menstrual, algunas mujeres notan un flujo húmedo y una sensación húmeda en las afueras de la abertura vaginal. Aunque el moco se sienta húmedo, no es moco fértil. Es flujo del tejido interno del útero que sale de la vagina antes de que empiece el sangrado menstrual.

Muchas mujeres notan estos cambios normales de mucosidad durante todo su ciclo fértil—las sensaciones húmedas y secas, el incremento y disminución en secreciones vaginales y los cambios de color—pero nunca han asociado estos cambios con sus patrones de fertilidad.

Los cambios del moco cervical y las sensaciones vaginales son las señales principales de fertilidad, las cuales le permiten a la mujer saber cuando han comenzado sus días fértiles—la ovulación ocurrirá en algún momento durante los días fértiles. El moco cervical y las sensaciones vaginales también pueden ser usados para saber cuando han terminado los días fértiles.

¡PRECAUCIÓN! El cambio del tipo de mucosidad infértil pegajosa, pastosa y migajada al tipo fértil y húmedo, puede ser difícil de verse y sentirse cuando está aprendiendo sobre los cambios de mucosidad. Por lo tanto, usted puede que no detecte la pequeña cantidad de moco fértil mezclado con el moco infértil. Además, tal vez verá solamente mucosidad infértil en el papel del baño al mismo tiempo cuando mucosidad resbalosa, elástica, húmeda y fértil está siendo producida en el cuello del útero. Puede tomar como un día más o menos para que esta mucosidad viaje a la abertura vaginal donde se puede ver. Por lo tanto, es extremadamente importante saber esto cuando se está evitando un embarazo, después que el sangrado menstrual termina, *cualquier tipo de moco que aparece antes de la ovulación es considerado potencialmente fértil.*

Esto significa que si relaciones sexuales sin protección ocurren cuando cualquier tipo de mucosidad se ve antes de la ovulación, puede resultar en un embarazo.

Una Nota Especial sobre el Moco Cervical

Es importante recordar que ciertos factores pueden afectar la mucosidad cervical, previniendo las observaciones correctas necesarias para aplicar las reglas de la mucosidad exitosamente. (Usted aprenderá acerca de las reglas de la mucosidad en los Capítulos 9 y 10.) Estos factores son:

1. *Ducharse*, lo cual quita la mayoría del moco cervical del canal vaginal. El ducharse no elimina *todo* el moco en la vagina ni puede remover mucho del moco que está en el cuello del útero, por lo cual éste no es un método de control de la natalidad exitoso. Sin embargo, puede remover suficiente mucosidad como para hacer sus observaciones incorrectas.

2. *Semen*, en el canal vaginal después de las relaciones sexuales. El semen se mezcla con el moco cervical, haciendo que las observaciones de la mucosidad sean muy difíciles sino imposibles.

3. *Excitación sexual*, que causa que se forme humedad en el canal vaginal, haciendo difícil determinar cuándo hay mucosidad presente. Debe esperar hasta que la sensación húmeda de la excitación sexual se vaya antes de chequear el moco cervical.

4. *Agentes espermicidas* (cremas, geles, supositorios, capa anticonceptiva vaginal y espumas), que permanecen en la vagina por un día o más después de su uso. No debe usarlas si quiere observar su mucosidad lo más correctamente posible.

5. *Una infección vaginal y medicamentos vaginales*, que pueden prevenir observaciones correctas del moco cervical. Estrategias para manejar estas situaciones son discutidas en el Capítulo 10.

La Temperatura Basal del Cuerpo

La segunda señal principal de fertilidad es su temperatura basal del cuerpo (TBC), o la temperatura del cuerpo después de haber descansado por varias horas. A medida que los niveles de hormonas cambian durante el curso del ciclo fértil, la TBC cambia también. Es una excelente señal de cuándo los días fértiles terminan y los días infértiles después de la ovulación comienzan. La TBC está regularmente baja cuando el sangrado menstrual comienza. Algunas veces, sin embargo, puede estar tan alta o casi tan alta como estaba después de la ovulación durante el ciclo previo. En otras palabras, puede tomar algunos días durante el sangrado menstrual para que la TBC regrese a un nivel bajo. Una vez que esto pasa, se mantendrá baja por varios días. Es entonces cuando hace una elevación obvia de 0.3°F a 1.0°F (0.15–0.5°C) más alta de lo que había sido hasta ese punto (Figura 15). Esta elevación ocurre cortamente antes, durante o cortamente después de la ovulación.

La TBC puede que no se eleve en una forma extremadamente obvia cerca del tiempo de la ovulación. Al contrario, puede que se eleve lentamente, creando su propio patrón único. Cuando lo anota en una gráfica, este patrón parece escalonado (Figura 16). La TBC se elevará niveladamente y eventualmente se elevará a su punto más alto. Diferentes patrones se pueden experimentar, pero todos tienen un hecho importante en común. La TBC estará baja por unos a varios días, y luego subirá por varios días una vez que ha comenzado la ovulación.

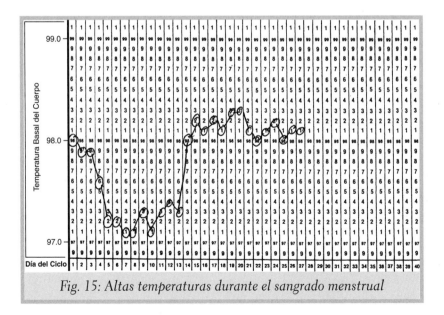

Fig. 15: Altas temperaturas durante el sangrado menstrual

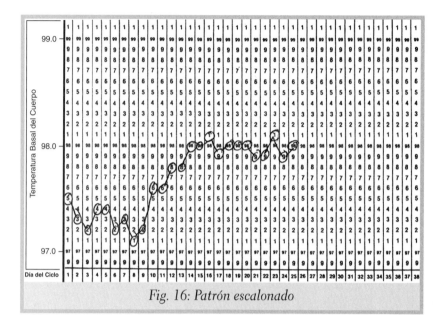

Fig. 16: Patrón escalonado

Observaciones de la Temperatura Basal del Cuerpo

Como con nuestra discusión sobre las observaciones del moco cervical, nos gustaría ofrecer alguna información acerca de las observaciones de la TBC que pueden ayudarle a aprender sobre esta señal de fertilidad.

1. La temperatura basal del cuerpo no necesita tomarse todos los días mientras está usando las señales de fertilidad para la planificación familiar. Recomendamos tomarla todos los días por un ciclo fértil completo para obtener la experiencia de ver su patrón completo de la TBC. Sin embargo, una vez que se acostumbre a observar su TBC, puede empezar a tomársela comenzando el último día de su periodo y continuar hasta que ocurra algún cambio que le deje saber que ha pasado la ovulación. En este punto, puede guardar el termómetro por el resto del ciclo.

2. La temperatura basal del cuerpo usualmente se puede usar durante el primer ciclo que es observada para determinar cuándo los días infértiles después de la ovulación han comenzado.

3. Idealmente, debe usarse un termómetro basal de temperatura del cuerpo de vidrio. Éste es un termómetro especial que está marcado en medidas de $0.1°F$ ($^1/_{10}$ de grado Fahrenheit) ó $0.05°C$ ($^1/_{20}$ de grado Centígrado), permitiendo más exactitud en medir los cambios de la temperatura basal del cuerpo. Los termómetros para la fiebre usualmente están marcados en medidas de $0.2°F$ ($^2/_{10}$ de grado Fahrenheit). Puesto que la temperatura basal del cuerpo puede proveer una medida más exacta, puede obtener mejores resultados al usar uno. Sin embargo, algunas tiendas están vendiendo pequeños termómetros de temperatura basal digitales, que son más duraderos, toman las medidas rápidamente y mantienen la última temperatura anotada hasta el siguiente uso. Tenga en mente, sin embargo, que la mayoría de los termómetros digitales no están desarrollados para anotar la TBC, y que su exactitud y confiabilidad en relación a la PFN no ha sido determinada todavía.

4. La temperatura se puede tomar oralmente, vaginalmente o rectalmente. Las temperaturas vaginales o del recto pueden ser hasta un grado Fahrenheit más alto que las temperaturas orales. Por lo tanto, debe usar el mismo método de tomarse la temperatura consistentemente durante todo ese ciclo. Por ejemplo, si empieza a tomarse la temperatura oralmente, es importante que continúe tomándosela oralmente por el resto de ese ciclo. Si quiere o necesita tomarse la TBC de otra manera, es mejor que espere hasta el siguiente ciclo.

5. Algunas personas han preguntado que si el usar un termómetro digital o tomarse la temperatura en el oído, debajo del brazo o usando las bandas que se ponen en la frente para monitorear la temperatura trabaja tan bien como un termómetro de vidrio. El tomarse la temperatura en cualquier otro lado que no sea en la boca, el recto o la vagina no es aconsejable. Usar otras partes del cuerpo para tomarse la TBC no han sido estudiadas para el

uso con la PFN y pueden no ser exactas. La mayoría de los termómetros digitales están diseñados para monitorear la fiebre. ¿Son tan confiables como un termómetro de vidrio para toda las personas? Esto no se sabe. Algunas mujeres dicen que ellas experimentan un patrón de TBC correcto usando un termómetro digital. Sin embargo, todas las investigaciones controladas en usar la TBC para la prevención de embarazos han sido conducidas usando termómetros de vidrio. No se han hecho estudios para comprobar que los termómetros digitales son confiables para todas las personas para este propósito. Si quiere usar un termómetro digital porque es más conveniente, le exhortamos a que se tome la temperatura con un termómetro de vidrio y con uno digital por uno o dos ciclos completos para comparar las temperaturas. Si son las mismas o le dan el mismo tiempo para la fase infértil, está probablemente bien que use el termómetro digital.

Pasos para Tomarse la TBC

Así es como se toma la TBC:

1. Tómese la temperatura tan pronto como se despierte, antes de que se salga de la cama o comience alguna actividad, como comer, tomar o fumar.

2. Tómese la temperatura ya sea oralmente (debajo de la lengua), rectalmente (en su recto) o vaginalmente (en su vagina) por cinco minutos. Puesto que es importante ser consistente, use el mismo método cada vez que se tome la temperatura.

   Muchas mujeres encuentran que tomarse la temperatura oralmente es más conveniente. Sin embargo, la sinusitis o problemas respiratorios pueden requerir que usted se tome la temperatura vaginalmente o rectalmente.

   Se debe recordar que las temperaturas tomadas vaginalmente y rectalmente son como 1°F ó 0.5°C más altas que las temperaturas orales. Por lo tanto, tomarse la temperatura rectalmente o vaginalmente un día y oralmente otro día puede no proporcionarle una cuenta exacta de su patrón de temperatura.

Si por alguna razón tiene que tomarse la temperatura en forma diferente un día, haga nota de esto en su gráfica del conocimiento de la fertilidad.

3. Una vez que terminen los cinco minutos, lea el termómetro y anote su temperatura en la gráfica. Si siente que tiene que volverse a dormir después de tomarse la temperatura, ponga el termómetro en un lugar seguro y léalo más tarde. Tenga cuidado de no ponerlo cerca de la calefacción, una lámpara o una ventana porque el resultado puede ser afectado fácilmente por el calor.

4. Una vez que la TBC es anotada, agite el mercurio en el termómetro para que baje y póngalo en una caja segura, disponible para el uso el próximo día.

5. Tómese la TBC a la misma hora todos los días. Esto garantiza un patrón de temperatura más exacto durante el ciclo de fertilidad. Sin embargo, si duerme de más un día o necesita levantarse más temprano de lo usual otro día, tómese la TBC cuando se despierta y anótela. Anote la hora diferente en que se tomó la temperatura en su gráfica de conocimiento de la fertilidad. Una temperatura temprana o tarde de vez en cuando probablemente no afectará su habilidad de usar la temperatura para la planificación familiar.

6. Cuando se toma la TBC diariamente, es importante tomar nota de cualquier cosa que pueda causar que la temperatura sea inusual. Por ejemplo, tomarse la temperatura en forma distinta de lo usual, tomar bebidas alcohólicas la noche anterior, tomar un medicamento o droga, despertarse más tarde o temprano de lo usual o una mala noche puede hacer que su temperatura sea anormalmente alta o baja. Estos eventos puede que no ocasionen cambios, pero mientras estén anotados, si afectan su temperatura, usted puede hacer ajustes.

7. Si el mercurio en el termómetro está entre dos líneas, anote la temperatura más baja. Por ejemplo, si el mercurio está entre 97.1°F y 97.2°F, anote el 97.1°F como la temperatura del día.

8. Sin importar cómo se tome la temperatura, debe tratar de no quedarse dormida con el termómetro en su lugar. Puede quebrarlo al darse vuelta. El termómetro también se puede caer, causando una lectura incorrecta en ese día.

Usando el Termómetro de la TBC

Ponga la parte redonda de mercurio del termómetro debajo de la lengua. Trate de ponerlo en la misma área cada día puesto que algunas áreas de la boca son más tibias que otras. Mantenga los labios cerrados sobre el termómetro

o

Ponga la primera media pulgada del termómetro en el recto (Poner vaselina o un aceite en la punta del termómetro hace que sea más cómodo el insertárselo)

o

Ponga la primera media pulgada del termómetro dentro de la abertura vaginal (No use ningún tipo de lubricación—aceite o gel—porque éstos pueden afectar la observación de la mucosidad)

PARA REVISAR

✤ Use un termómetro para la temperatura basal del cuerpo.

✤ Tome su temperatura tan pronto cuando se levante.

✤ No haga ninguna actividad antes de tomarse la temperatura—no fume, coma, tome o tenga relaciones sexuales.

✤ Tómese la temperatura a la misma hora cada día.

✤ Mantenga el termómetro en posición por cinco minutos.

Estas instrucciones para tomarse la temperatura deben ser seguidas lo más de cerca posible. Si una situación inesperada sucede—tiene que ir al baño, cuidar del niño o contestar el teléfono—debe tomarse la temperatura tan pronto como sea posible.

Recuerde que su TBC es la temperatura de su cuerpo en descanso, inafectada por la actividad—tomar, fumar, comer, etc. Para la mujer que trabaja en las tardes o noches, la temperatura debe tomarse cuando normalmente se despierta.

Para algunas mujeres, la temperatura basal del cuerpo es difícil de observar porque esto requiere levantarse casi a la misma hora todos los días. Otras mujeres encuentran que tomarse la temperatura no es difícil y que es un buen tiempo para relajarse y planear las actividades del día. Algunas mujeres dicen que el proceso les ha ayudado a establecer una rutina de levantarse más temprano y así tienen tiempo para el desayuno o una rutina de ejercicio que habían querido disfrutar.

Si usted no puede tomarse la temperatura cuando se despierta y a la misma hora, usted puede tratar esto: Tómese su temperatura a la misma hora todas las noches entre las 8:00 P.M. y la media noche, después de una hora de relajarse (levantando los pies y descansando).

Esta forma de tomarse la TBC trabaja bien para algunas mujeres pero no para otras.

También puede tratar la siguiente forma de tomarse su TBC. Despiértese a la misma hora todos los días y vaya al baño. Orine en un vaso plástico o de papel. (Un vaso de metal o vidrio puede ser muy frío y puede cambiar la temperatura de la orina.) Ponga el termómetro en la orina con el mercurio para el fondo del vaso. La orina es usualmente de la misma temperatura del cuerpo en reposo. Por esto, algunas mujeres han encontrado que cuando un termómetro es dejado en un vaso con su orina por 5 minutos, la temperatura de la orina es una medida exacta de su temperatura basal del cuerpo.

El Patrón Básico de la TBC

Como hemos discutido, cuando comienza su menstruación, su TBC usualmente estará baja. Esto puede ser entre los 96.0°F a 97.4°F (ó 35.4°C a 36.8°C). Algunas mujeres experimentan que su TBC sobrepasa este nivel. Si esto le pasa, no es un problema. Es solo un reflejo de los efectos de la progesterona del ciclo anterior (la hormona que causa que la temperatura del cuerpo suba). Si esto pasa, la TBC

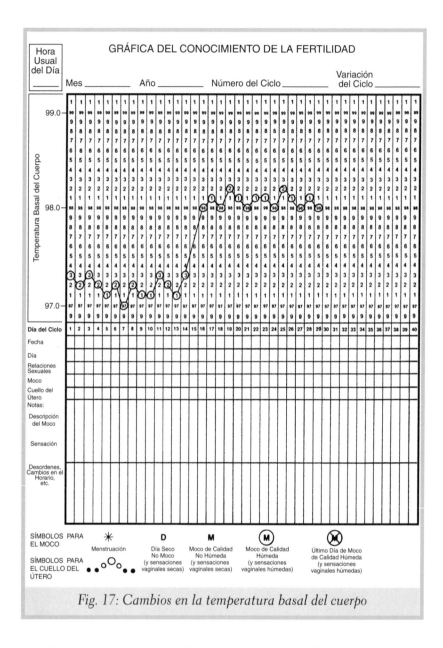

Fig. 17: *Cambios en la temperatura basal del cuerpo*

usualmente bajará a su nivel más bajo para cuando termine su sangrado menstrual, y permanecerá baja hasta aproximadamente el tiempo de la ovulación.

La clave con el patrón de la TBC es que poco antes, durante o poco después de la ovulación, la TBC se elevará a un nivel obviamente alto, usualmente 0.3°F a 1.0°F (0.15°C a 0.5°C) más alta que el nivel de las lecturas de la TBC de por lo menos unos pocos días antes de esta elevación.

Después de que se eleva la TBC, debe permanecer en un nivel alto por doce a dieciseis días. El sangrado menstrual usualmente ocurre cuando la temperatura comienza a bajar. Si su TBC permanece alta más de 20 días y tuvo relaciones sexuales durante su tiempo fértil, esto puede ser una señal confiable de embarazo.

¿Es correcto decir que la ovulación ocurre el día antes de que la temperatura se eleve? ¡NO! A menudo lo hace, pero también puede ocurrir hasta unos días antes de la elevación, el día de la elevación o el día después. No importa cuando exactamente ocurre la ovulación, porque una vez que la TBC se eleva y permanece elevada por 3 días, usted tiene prueba que el huevo fue soltado y ya no está presente para juntarse con el esperma. Cuando esto ocurre, un embarazo no es posible por el resto del ciclo.

Cambios en el Cuello del Útero

Otra señal de fertilidad que las algunas mujeres escogen observar es el cuello del útero. Aunque los cambios cervicales no tienen que ser observados para determinar días de fertilidad o infertilidad, pueden proveer información adicional sobre el patrón de fertilidad de la mujer.

Cómo usted sabe, cuándo se aproxima la ovulación, la mucosidad se hace fértil para ayudar a mantener el esperma saludable y permitir que viaje fácilmente dentro del cuello del útero. Y como mencionamos antes, la abertura del cuello del útero también se abre un poquito durante la ovulación para ayudar al esperma a viajar. Cuando decimos "un poquito" queremos decir que solamente se abre como al tamaño de la punta de su dedo meñique o índice. Esto ayuda a que el esperma entre al útero. La abertura cervical también se hace de este ancho durante la menstruación, para que la sangre salga del útero (vea la Figura 18).

Después que termina la menstruación, la abertura se cierra. Luego se abre por el tiempo de la ovulación. Después de la ovulación, la

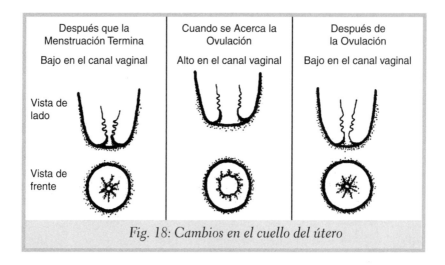

Después que la Menstruación Termina	Cuando se Acerca la Ovulación	Después de la Ovulación
Bajo en el canal vaginal	Alto en el canal vaginal	Bajo en el canal vaginal

Fig. 18: Cambios en el cuello del útero

abertura se cierra otra vez. Una abertura cervical cerrada después de la ovulación, en combinación con mucosidad cervical infértil, ayuda a proteger un embarazo.

Todo esto significa que el patrón básico de cambios en la abertura cervical es cerrada después que termina el sangrado menstrual, abierta a medida que se acerca la ovulación y luego cerrada otra vez después de la ovulación.

Durante el periodo menstrual, el cuello del útero está bajo en el canal vaginal y usualmente fácil de alcanzar con el dedo. El área que rodea la abertura es suave.

Cuando termina la menstruación, el cuello del útero todavía está fácil de tocar. Si lo toca con su dedo, sentirá que su cuello del útero está más cerca de la abertura vaginal y se siente firme, como la punta de la nariz o una bola de hule pequeña, y la abertura está cerrada.

A medida que se acerca la ovulación, los niveles elevados de estrógeno causan que el cuello del útero se aleje de la abertura vaginal. Por lo tanto, puede que tenga que insertar el dedo más adentro en la vagina para sentirlo. También, la abertura cervical comienza a abrirse y el área alrededor se hace suave. La elevación y abertura del cuello del útero ayudan al esperma a viajar dentro del útero.

Después de la ovulación, los niveles elevados de progesterona causan que el cuello del útero baje una vez más en el canal vaginal y sea fácil de alcanzar. La abertura cervical se hace más pequeña o se cierra y el área alrededor de ella se hace más firme. Estos cambios evitan que el esperma entre en el útero.

¿Es correcto decir que la ovulación ocurrió cuando el cuello del útero estaba más alto, suave y más abierto? No necesariamente. Puede que sí, pero cambios en el cuello del útero (como con los cambios en la TBC y la mucosidad) no pueden ser usados para determinar el tiempo exacto de la ovulación. Cambios en el cuello del útero le pueden decir que el huevo se está preparando para dejar el ovario. También pueden ser usados como una señal de que el huevo ya salió del ovario. Pero *no* son una señal de cuándo ocurrió la ovulación precisamente.

Justo como algunas mujeres han notado sus cambios en las señales de mucosidad sin conectarlos a sus patrones de fertilidad, algunas están familiarizadas con algunos aspectos de sus cambios cervicales, tales como cambios de posición del cuello del útero. Por ejemplo, insertarse un tampón o tener relaciones sexuales cuando el cuello del útero está en su punto más bajo puede ser incómodo. Muchas mujeres han experimentado esto pero no sabían que se debía a los cambios normales que ocurren durante su ciclo fértil.

Observando el Cuello del Útero

Si desea observar sus cambios cervicales, puede hacerlo al mismo tiempo que se chequea su mucosidad cervical.

Los cambios en el cuello del útero se sienten siguiendo los siguientes pasos (vea la Figura 19):

1. Lávese las manos antes de chequearse para evitar infecciones vaginales.

2. Inserte uno o dos dedos en la abertura vaginal.

3. Aplique un poco de presión para mover el dedo dentro del canal vaginal.

Se puede sentir el cuello del útero cuando el dedo alcance la parte posterior de la vagina. Es liso y redondo, y se siente más firme que el tejido que rodea la vagina.

4. A medida que suavemente pero de manera firme siente el cuello del útero, conteste las siguientes preguntas:

—¿Es fácil o difícil de tocar el cuello del útero? En otras palabras, ¿está el cuello del útero abajo o arriba en el canal vaginal?

—¿Se siente el área alrededor de la abertura cervical firme, como la punta de la nariz? ¿O se siente suave como los labios de la boca?

—¿Se siente la abertura cerrada, como un pequeño hoyuelo? ¿O se siente abierta, como un pequeño hoyo?

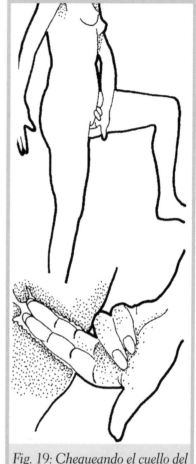

Fig. 19: Chequeando el cuello del útero

5. El cuello del útero debe ser chequeado a menudo durante el día, si es posible. Si no es posible, deber ser chequeado por lo menos una vez en la mañana y otra en la noche.

6. Pararse con un pie en la taza del inodoro o ponerse de cuclillas son buenas posiciones para chequearse el cuello del útero. La misma posición se debe usar cada vez que se chequea el cuello del útero.

Puede ser difícil aprender sobre los cambios del cuello del útero si usted nunca lo ha visto. Por lo tanto, puede preguntarle a su médico que le enseñe su cuello del útero usando un espejo. Si no se siente cómoda viendo su cuello del útero, el médico puede dibujarle una fotografía de su cuello del útero o enseñarle una foto de un cuello del útero.

En una mujer que no ha tenido un parto vaginal, la abertura cerrada se puede sentir como un hoyuelo; una mujer que ha tenido un parto vaginal puede tener una abertura que se siente irregular y algo abierta. La forma de la abertura cervical depende del tamaño del bebé, el curso del parto y quién condujo el parto. A veces el cuello del útero puede cicatrizar de una forma que pareciera que se ha dividido en dos partes. También, si usted ha tenido partos vaginales, puede tener un útero relajado, haciendo difícil que pueda sentir la elevación o descenso del cuello del útero.

Aunque la combinación de los cambios de la mucosidad cervical y la temperatura basal del cuerpo proveen suficiente información para identificar los días fértiles e infértiles con exactitud, algunas mujeres han encontrado que observar los cambios cervicales es valioso en ayudarles a determinar estos días.

PARA REVISAR

Las Principales Señales de la Fertilidad

✤ mucosidad cervical y sensaciones vaginales

✤ temperatura basal del cuerpo

✤ cambios en el cuello del útero

Las Sensaciones Vaginales

✤ ¿Cómo se siente el área afuera de la vagina?

—¿Se siente húmeda?

—¿Se siente resbalosa y lubricada?

—¿Hay una sensación de llenura y más sensibilidad?

—¿Se siente seca?

—¿Se siente pegajosa?

La Mucosidad Cervical

✤ Colecte un poco de mucosidad y mírela

—¿Es de color amarilla o blanca?

—¿Es clara o empañada?

—¿Hay sangre en ella?

✤ Toque la mucosidad

—¿Es cremosa?

—¿Está húmeda? ¿Es resbalosa?

—¿Es pastosa y pegajosa?

—¿Es migajada?

✤ Trate de estirar la mucosidad entre los dedos

—¿Se estira o no?

Los Cambios Cervicales

✤ Relájese y encuentre la mejor posición

✤ Sienta la abertura del cuello del útero

✤ ¿Es el cuello del útero fácil o difícil de alcanzarlo (alto o bajo)?

✤ ¿Está suave o firme?

✤ ¿Está cerrándose o abriéndose (comparado con la última vez que se chequeo)?

Estas señales le permiten hacer decisiones más correctas y sensibles sobre su fertilidad. Recuerde que las señales de fertilidad no pueden ser usadas para determinar el día exacto de la ovulación. Al contrario, son usadas para identificar los días fértiles e infértiles de cada ciclo fértil. Sabiendo cuáles días son fértiles e infértiles le provee una forma excelente de planear las relaciones sexuales ya sea para que se pueda lograr o prevenir un embarazo.

6

Señales Secundarias de Fertilidad

Ahora que usted sabe sobre los patrones principales de las señales de fertilidad y cómo observarlos, puede estarse preguntando si hay otras señales usadas para determinar los días fértiles e infértiles. La respuesta es no. Sin embargo, usted puede experimentar lo que se conocen cómo señales secundarias de fertilidad, o señales que le pueden ayudar a entender mejor su cuerpo y su ciclo de fertilidad. Es importante notar que no todas las mujeres experimentan éstas señales—y para aquellas que las experimentan, las señales no siempre pueden ser predecibles. Pueden ocurrir durante algunos ciclos y no durante otros.

Posibles Señales Secundarias de Fertilidad a Medida que se Acerca la Ovulación

Por ejemplo, a medida que se acerca la ovulación, algunas mujeres notan que su tez cambia, a menudo a más suave, clara y menos grasosa. La razón de esto es que cuando se acerca la ovulación, las glándulas del cuerpo que producen aceite o grasa fabrican menos. Esto hace que la piel y el cabello estén menos grasosos, y para algunas mujeres, el resultado es una tez más clara. Algunas mujeres también encuentran que sus cuerpos comienzan a "retener agua"—esto se conoce como retención de líquido. Esta retención de líquido causa una sensación de hinchazón, suavidad en los pechos y aún irritabilidad. Estas sensaciones no son tan severas como las que se experimentan premenstrualmente, y usualmente solo duran un día o dos.

Algunas mujeres notan un incremento de energía poco antes de la ovulación. De hecho, algunas mujeres aún experimentan una sensación más aguda de la visión, del olfato y del gusto cuando se acerca la ovulación.

Un pequeño dolor puede ocurrir en el área pélvica un poco antes, durante o poco después de la ovulación. Esto puede ocurrir abajo del ombligo y puede viajar a diferentes áreas de la parte baja del vientre, donde se encuentra el útero. Algunas veces un dolor se puede sentir a un lado del vientre o en ambos lados. Este dolor puede durar unos pocos minutos o varios días. Puede viajar por una o ambas piernas y aún alrededor de la parte baja de la espalda. Este dolor puede ser acompañado por manchas de sangre en la ropa interior o un flujo ligero de sangre.

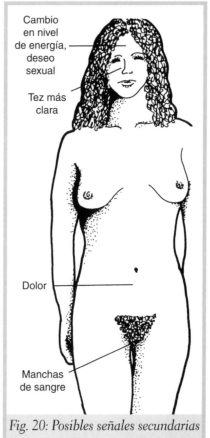

Cambio en nivel de energía, deseo sexual

Tez más clara

Dolor

Manchas de sangre

Fig. 20: Posibles señales secundarias de fertilidad de cuando la ovulación se acerca

Aunque esto se puede experimentar en todos los ciclos, algunas mujeres lo pueden experimentar con tan poca frecuencia que cuando sucede, particularmente si es doloroso, puede alarmarlas. Algunas veces este dolor ha sido diagnosticado por error como una infección en la pelvis o como apendicitis.

Alrededor del tiempo de la ovulación, algunas mujeres notan un incremento en el deseo sexual. Otras no experimentan ningún cambio o aún una disminución de su deseo sexual. Algunas investigaciones han demostrado que alrededor del 50 por ciento de las mujeres sienten más deseos sexuales durante la menstruación, mientras que el otro 50 por ciento experimentan este cambio alrededor de la ovulación. Otras mujeres no notan ningún cambio en su deseo sexual durante todo el ciclo y esto es normal para ellas.

Algunas mujeres experimentan todas las señales secundarias de fertilidad descritas arriba, mientras que otras experimentan solamente unas pocas. Algunas veces, las señales son experimentadas durante un ciclo, pero no durante el siguiente. Es importante no confundir las señales secundarias de fertilidad con los síntomas premenstruales. Las señales secundarias de fertilidad son experimentadas cuando se acerca la ovulación y/o durante la ovulación, mientras que los síntomas premenstruales son experimentados desde un poco después que ha ocurrido la ovulación hasta el tiempo cuando comienza la menstruación. Estos síntomas son muy diferentes a las señales secundarias de fertilidad y son frecuentemente referidos como **síndrome premenstrual** (SPM). Hay más de 100 síntomas del SPM, que pueden ser de leves a severos, durante tan poco como un día o tanto como dos semanas. El síndrome premenstrual puede o no afectar la vida de la mujer negativamente. Por el hecho de que estos síntomas afectan a tantas mujeres, tienden a empeorar con el tiempo y usualmente no se quitan por sí solos, hemos incluido alguna información sobre el SPM.

Señales y Síntomas del SPM

A medida que se acerca la menstruación, las glándulas que producen grasa sueltan más grasa, causando piel más grasosa y a veces acné. Pueden ocurrir calambres, dolor en las piernas y la espalda. El cuerpo de la mujer puede retener más líquido, causando sensibilidad en los pechos o dolor. Picazón en los pezones, dolores de cabeza, fatiga y cambios de humor también pueden ocurrir. Algunas mujeres experimentan una disminución en su deseo sexual durante este tiempo.

Estos síntomas que acabamos de mencionar son solo unos pocos de los más de 100 síntomas premenstruales que han sido identificados. (Por favor vea la Bibliografía para encontrar libros que discuten los síntomas premenstruales en detalle así como también varias formas de tratarlos.)

Hay diferentes teorías sobre las causas y tratamientos del síndrome premenstrual. La realidad es que el SPM parece ser causado por varios factores, no solamente uno, y por lo tanto el tratamiento probablemente se debe abordar de diferentes ángulos. Algunas personas piensan que el uso de progesterona es la respuesta, aunque la mayoría de las investigaciones de progesterona no han demostrado que ese sea el caso. Otras investigaciones han demostrado que programas nutricionales específicos combinados con vitaminas específicas, minerales y ácidos grasosos esenciales, tales como aceite de semilla de linaza, pueden ayudar a algunas mujeres. El ejercicio y las técnicas de reducción de estrés han demostrado ser de ayuda también. Hay también varios programas homeopáticos y de hierbas que pueden aliviar el SPM. Si usted, o alguien que usted conoce, se encuentra experimentando irritantes cambios físicos y/o emocionales de uno a catorce días antes de la menstruación, usted debe saber que hay ayuda disponible. Usted puede leer información sobre el síndrome premenstrual y discutirla con su médico, como también contactar organizaciones que han sido formadas para ayudar a mujeres con este problema.

Una Palabra sobre las Señales Principales y Secundarias de la Fertilidad

Por favor recuerde que la meta de observar los cambios en las señales de la fertilidad no es la de determinar el día exacto de la ovulación. No se pueden usar para este propósito. Al contrario, cuando son observadas cuidadosamente, le mostrarán con exactitud cuando usted está o no fértil. Sus cambios indicarán con anterioridad cuando se aproxima el tiempo de la ovulación así como también cuando ha ocurrido. Por lo tanto, usted verá y sentirá el comienzo de su tiempo fértil suficientemente temprano en el ciclo de fertilidad para evitar o lograr un embarazo. Usted también sabrá cuando ha terminado su tiempo fértil.

PARA REVISAR

Durante el ciclo fértil usted puede experimentar varias señales de fertilidad—tres principales y varias secundarias.

Señales Principales

* ❖ Cambios en la mucosidad cervical y las sensaciones vaginales
* ❖ Cambios en la temperatura basal del cuerpo
* ❖ Cambios en el cuello del útero

Posibles Señales Secundarias—Cuando Se Acerca la Ovulación

* ❖ Claridad en la tez
* ❖ Disminución en la producción de grasa, en la piel y el cabello
* ❖ Retención de líquido
* ❖ Dolores en la parte baja del cuerpo
* ❖ Más sensibilidad en la piel y los pechos
* ❖ Incremento en el nivel de energía
* ❖ Incremento o disminución del deseo sexual

Es importante que mantenga un record de tantas señales de fertilidad como sea posible en su gráfica del conocimiento de la fertilidad. Haciendo esto, logrará un mejor entendimiento de los tiempos fértiles e infértiles de su ciclo. También aumentará su conocimiento de lo que es normal y saludable para usted.

Una Última Palabra sobre la Observación de Sus Señales de Fertilidad

El primer paso para aprender sobre su propio patrón de fertilidad es observarlo cuidadosamente. Para lograr esto, le recomendamos que use tantas señales de fertilidad, con las que se sienta cómoda, para evitar un embarazo. Usted estará estableciendo un nuevo hábito, aprendiendo información correcta y desarrollando su conocimiento de la fertilidad. Por ésta razón, es importante chequear sus señales de fertilidad todos los días hasta que sienta que ha aprendido a hacerlo bien y se sienta cómoda con su patrón de fertilidad.

Solo necesita como diez minutos cada día para observar y anotar correctamente los cambios de la mucosidad cervical y la TBC. A medida que adquiere experiencia, usted mejorara en hacer estas observaciones, disminuyendo el tiempo que gasta. De hecho, por favor recuerde que una vez que usted se sienta cómoda determinando los cambios en sus señales de fertilidad, y usted sepa cuando la ovulación ha pasado y la fase fértil ha terminado, no necesitará chequear sus señales por el resto del ciclo.

El chequear sus señales de fertilidad puede ser comparado con el hábito diario de cepillarse los dientes. Puede ser hecho automáticamente y regularmente, y solo toma unos minutos. Usted recoge el cepillo de dientes, aprieta el tubo de la pasta y se cepilla—sin pensarlo. Ponerse un termómetro debajo de la lengua y/o mirar la mucosidad cervical y otras señales puede también convertirse en parte de su rutina diaria. Antes de que se de usted cuenta, esto se convertirá en un hábito, y lo hará sin siquiera pensarlo.

SUS NOTAS

7

Marcando el Camino al Conocimiento

El primer paso en aprender sobre su patrón de fertilidad es observar sus señales de fertilidad. El siguiente paso es anotarlas en una gráfica del conocimiento de la fertilidad. Usted entonces tendrá una historia visual de cada ciclo fértil. Describiremos primero la forma en la cual usted debe anotar su mucosidad y las sensaciones vaginales, luego cómo anotar su TBC y los cambios cervicales. Después discutiremos la anotación de las señales secundarias de fertilidad y otra información importante. Puede ver un ejemplo de una gráfica del conocimiento de la fertilidad, con toda la información relevante de un ciclo completada, en la Figura 21 en la página 73. Una gráfica en blanco está incluida en la última página de este libro para que la copie y la use.

Anotando los Cambios del Moco Cervical

Los siguientes seis símbolos son usados para anotar los cambios del moco cervical en la gráfica:

1. "✶" representa sangrado menstrual.

2. "**S**" representa manchas de sangre.

3. "**D**" representa días secos. Estos son los días cuando no hay mucosidad presente **durante todo el día,** y las afueras de la vagina se sienten secas.

4. "**M**" representa una mucosidad pegajosa, pastosa y migajada que puede sentirse un poco húmeda pero no se siente

obviamente húmeda. Las afueras de la vagina se sienten secas o pegajosas.

5. "(M)" representa una mucosidad húmeda. Estos son los días cuando la mucosidad húmeda está presente y las afueras de la vagina se sienten húmedas. La mucosidad puede ser cremosa o resbalosa y elástica. Algunas veces se sentirá una sensación húmeda en las afueras de la vagina, pero la mucosidad todavía no se ve. En esta situación, el día es todavía considerado como (M), un día de mucosidad húmeda.

6. "(M)" representa el último día de mucosidad resbalosa, elástica y bien húmeda y sensaciones vaginales húmedas. A menudo es llamado el "día cúspide". Sin embargo, nos referiremos a él como el **último día húmedo,** porque el nombre de "día cúspide" puede hacerle pensar que es el día cuando la mucosidad está más húmeda o más resbalosa y elástica, o cuando la mayor cantidad de moco está presente. Es importante recordar que esto no es necesariamente el caso. Es también importante recordar que **el último día húmedo puede ser identificado solamente el día después que ha pasado.** Es muy importante estar al pendiente de éste último día, especialmente si usted está usando sus señales de fertilidad como una manera de evitar un embarazo. (La Regla del Último Día Húmedo es explicada en el Capítulo 9.)

Además de usar estos símbolos, también puede ayudarle anotar descripciones del moco en la columna de Notas de la gráfica. Estas descripciones incluirían el color, la cantidad y la calidad del moco. Algunas mujeres usan sus propias abreviaciones y símbolos cuando anotan las descripciones del moco. Por ejemplo, "**B**" puede ser usado para anotar mucosidad de color blanco y "**A**" para mucosidad amarilla. Un signo de "+" puede ser usado para una cantidad poca de moco y añadir otro "+"cada día para anotar una mayor cantidad de mucosidad notada. Por favor use lo que mejor trabaje para usted para que le ayude a llevar cuenta de sus propios y únicos cambios.

Nota: Una gráfica del conocimiento de la fertilidad en blanco está impresa en la última página de este libro. Auméntela de tamaño en una fotocopiadora a 150%, y llenará una página de tamaño normal de 8½ x11 pulgadas (tamaño carta). Por favor haga copias de esta gráfica para su uso personal para anotar sus señales de fertilidad. La gráfica también se puede sacar de la computadora en formato pdf de la página cibernética www.hunterhouse.com.

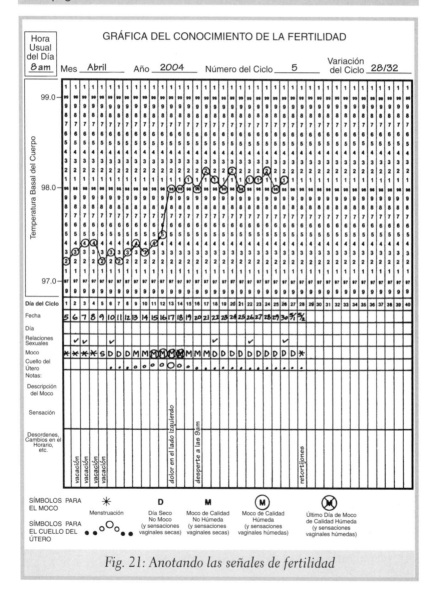

Fig. 21: Anotando las señales de fertilidad

Anotando la Temperatura Basal del Cuerpo (TBC)

La temperatura basal del cuerpo (TBC) debe ser anotada en la columna de la temperatura en la gráfica del conocimiento de la fertilidad de la siguiente manera:

1. Circule la temperatura en la gráfica que es igual a su temperatura de ese día.

2. Conecte cada círculo con una línea recta—esto hace que sea más claro el ver los cambios de temperatura.

3. Escriba la hora que ha escogido para tomarse la temperatura cada día en el espacio de "hora usual" en el lado izquierdo de la gráfica.

4. Si usted se despierta más temprano o tarde de lo usual, no puede tomarse su TBC un día o experimenta cualquier otra cosa que piense que puede afectar una lectura correcta de su temperatura, anote esto en la columna de "Notas". Cuando no pueda tomarse su TBC, puede poner un signo de pregunta en la columna por este día o simplemente déjela en blanco.

Anotando los Cambios Cervicales

Si usted observa sus cambios cervicales, puede anotarlos de las siguientes maneras:

1. Un círculo pequeño y cerrado puesto en la parte baja de la esquina del lado izquierdo del cuadro ☐ representa un cuello del útero bajo y cerrado.

2. Un círculo más grande ☐ representa el cuello del útero a medida que se ensancha la abertura. Cada día la abertura se siente más grande, el círculo se abre más.

3. Ponga los círculos más arriba en los cuadros a medida que el cuello del útero sube en el canal vaginal. ☐

4. S representa un cuello del útero suave. ☐

5. **F** representa un cuello del útero firme. [.ᶠ]

También anote **S** y **F** en los cuadros.

Nota especial: Cuando las señales de fertilidad no son las mismas durante el día, siempre anote el cambio de señal que parezca la *señal fértil* del día. Ésta es una manera conservadora y una que le servirá bien si está usando las señales de fertilidad para evitar un embarazo. Por ejemplo, si no nota mucosidad en la mañana, y sus sensaciones vaginales son secas, pero nota una pequeña cantidad de mucosidad pastosa en la noche, la pequeña cantidad de mucosidad pastosa es anotada como el moco del día usando la letra **M**. La apariencia de este moco es una indicación de que el estrógeno está comenzando a subir y por lo tanto es la señal más fértil del día.

Si siente mucosidad húmeda y cremosa en la mañana con sensaciones vaginales húmedas y mucosidad pastosa, pegajosa y no húmeda en la noche con sensaciones vaginales pegajosas, este es todavía considerado un día húmedo y es anotado con una Ⓜ. Mucosidad húmeda es una señal más fértil que la mucosidad pastosa, pegajosa y seca. Si siente el cuello del útero en posición baja en la mañana y la tarde, pero en la noche se siente más alto, el cuadro de observación del cuello del útero es anotado [O], porque el cuello del útero elevado indica un tiempo potencialmente más fértil que un cuello del útero bajo.

Si experimenta cualquier cambio en su moco cervical que le hace sentir como si tuviera una infección vaginal, si tiene semen, espermicida o medicamento en el área vaginal o sino puede chequear la mucosidad un día por cualquier razón, ponga un signo de pregunta en su gráfica en ese día o días particulares de su ciclo. También ayuda el escribir una descripción de lo que ve y siente si el flujo le parece anormal. Si los síntomas no desaparecen en uno o dos días o son muy incómodos, por favor vaya a que la examine su médico. Siempre tome nota de la razón por la cual no pudo chequear correctamente su mucosidad en un día particular, tal como "medicamento vaginal".

Anotando las Señales Secundarias de Fertilidad

Las señales secundarias de fertilidad son anotadas de la siguiente manera:

1. Todos los cambios físicos y/o emocionales experimentados durante cada ciclo fértil son anotados en la columna de "Notas".

2. Estos cambios deben ser anotados el día exacto cuando son experimentados.

Todo y cualquier cosa que usted sienta u observe debe ser escrito para ayudarle aprender sobre su propio ciclo fértil.

Mientras más información usted anote, menos necesitará recordar, y las recompensas y los descubrimientos que usted experimentará serán mayores a medida que su cuerpo pasa por sus cambios durante su ciclo fértil.

La clave de toda la información en este libro es que, ¡su cuerpo le habla! Le deja saber lo que está ocurriendo en su ciclo fértil—un patrón de eventos y cambios que le proveerán un lenguaje personal silencioso, pero poderoso, el lenguaje de la fertilidad.

Completando la Gráfica de la Fertilidad: Un Ejemplo

La Figura 21 en la página 73 sirve como un ejemplo de cómo completar la gráfica del conocimiento de la fertilidad.

❖ Se debe anotar la hora usual del día cuando se toma la temperatura, y el mes y el año del ciclo anotado. En este caso, la hora usual cuando se toma la temperatura es 8:00 a.m., y el mes y año del ciclo es abril del 2004.

❖ Debe llenar el número del ciclo con el número del ciclo que se observa. El primer ciclo que anote será marcado con el número uno, el segundo será el número dos, etc. En este ejemplo, la gráfica anota el ciclo número cinco.

❖ La variación del ciclo representa el número de días en el ciclo más corto y en el más largo. En esta gráfica, el número de días en el ciclo fértil más corto fue de 28 y el número de días en el ciclo fértil más largo fue de 32, es por eso la anotación de 28/32 en la parte de arriba a la derecha de la gráfica. Las anotaciones de las variaciones del ciclo siempre deben reflejar **que tan largos han sido por lo menos los seis ciclos fértiles más recientes.** Si la mujer no sabe que tan largos fueron sus últimos seis ciclos fértiles, o acaba de dejar de tomar pastillas anticonceptivas, acaba de tener un bebé o experimentó cualquier situación que detuvo la ovulación por uno o más meses, anotará cuanto duran sus ciclos a medida que los experimenta en cada ciclo anotado de sus señales de fertilidad.

❖ El tiempo que duró su último ciclo fértil también se debe anotar.

❖ Las señales de fertilidad que la mujer escoge observar son anotadas diariamente, juntamente con cualquier descripción de mucosidad, sensaciones vaginales y señales secundarias de fertilidad.

❖ Cualquier cambio de estilo de vida debe ser anotado en la columna apropiada en la parte de abajo de la gráfica. En la gráfica de ejemplo, los días dos al cinco fueron anotados como vacaciones. Aunque una vacación puede no afectar el ciclo de fertilidad, se anota en caso que lo haga.

Para revisar esta gráfica:

❖ La mujer tenía conocimiento de sus cuatro ciclos fértiles anteriores, y éste era el quinto ciclo que estaba anotando. Por lo tanto, éste es el ciclo número "5".

❖ El ciclo más corto de los cuatro ciclos anteriores fue de 28 días; el ciclo más largo fue de 32 días. Por lo tanto, la variación de su ciclo hasta este punto es de 28/32. Cuando complete su próxima gráfica, tendrá un registro completo de que tan largos han sido seis ciclos.

❖ Este ciclo fue de 27 días, por lo tanto, su variación en su próxima gráfica será anotada 27/32.

❖ Ella usualmente toma su temperatura a las 8:00 a.m. Esto es marcado en el espacio de "tiempo usual".

❖ En la columna de "Notas", ella marcó que tenía dolor en el lado izquierdo el día 13 de su ciclo fértil. En el día 28 ella experimentó calambres menstruales o retortijones, los cuales también anotó. Anotó que se despertó más tarde de lo usual en el día 16. También anotó los días que tuvo relaciones sexuales poniendo un signo de "✔" en la columna marcada "relaciones sexuales".

Por favor note que entre más completa esté la gráfica, el método de planificación familiar que usted creará será más exacto.

SUS NOTAS

8

Usando la Información del Conocimiento de la Fertilidad para Quedar Embarazada

Cómo contestaría la pregunta, "¿Puede una mujer quedar embarazada en cualquier momento?" Con la información que ha aprendido hasta este momento, usted respondería algo como, "No, la mujer sólo puede quedar embarazada si tiene relaciones sexuales durante sus días fértiles". Si una mujer quiere quedar embarazada, ella debe saber cómo identificar sus días fértiles. Con este conocimiento, ella puede asegurar tener relaciones sexuales en algún punto durante estos días para lograr un embarazo. Desgraciadamente, muchas mujeres no saben esto y experimentan dificultad quedando embarazadas simplemente por falta de conocimiento sobre su propio ciclo fértil.

Instrucciones para Planificar un Embarazo

Tal vez usted ha estado tratando quedar embarazada por un tiempo o ¡quiere quedar embarazada lo más pronto posible! O tal vez usted esté pensando acerca del embarazo, pero no está completamente preparada para quedar embarazada en este momento. En cualquiera de estas situaciones, le sugerimos que tome tiempo para observar sus señales de fertilidad (por lo menos su mucosidad cervical y la temperatura basal del cuerpo) por un mes o más antes de que planee lograr el embarazo. Sabemos que esto es fácil de pedir, pero no algo que es siempre fácil de hacer. Cuando algunas mujeres han estado tratando quedar embarazadas o están listas para comenzar a tratar, esperar por uno o más ciclos para aprender sus señales de fertilidad, ¡no es un pensamiento bien recibido! Sin embargo, por favor considere este hecho: Si se da tiempo para aprender sobre su mucosidad y sus cambios en la TBC, usted podrá entonces identificar con exactitud cuando comienzan sus días fértiles durante los ciclos fértiles futuros. Además, si aprende sobre sus patrones de fertilidad antes del embarazo, usted podrá desarrollar el entendimiento necesario para evitar otro embarazo después de que nazca el bebé, si desea hacerlo. Y finalmente, si nota algún patrón de las señales de fertilidad inusual por un par de ciclos, usted sabrá que debe discutir esto con su médico. Usted puede darse cuenta de un problema que se puede diagnosticar temprano, y por lo tanto tratar temprano, para que pueda quedar embarazada. Como puede ver, tomarse el tiempo de aprender sobre sus señales de fertilidad puede tener muchos beneficios.

Si usted escoge darse el tiempo para observar sus señales por un ciclo o dos y planea tener relaciones sexuales, por favor considere usar un condón para el hombre, preferiblemente uno NO lubricado o con espermicida. Cuando el semen se mezcla con el moco cervical, hace difícil aprender sobre los cambios en la mucosidad cervical. Si es usado correctamente, el condón evitará la mezcla del semen con el moco. Si esto no trabaja, tal vez usted y su pareja se sientan cómodos experimentando otras formas de hacer el amor que no sean las relaciones sexuales. Haciendo esto, usted no introducirá semen en la vagina. Esto le permitirá observar la mucosidad correctamente.

Una vez que haya observado sus señales de fertilidad por lo menos por un ciclo, y se sienta cómoda identificando el comienzo de su tiempo fértil, ¡usted está lista para tratar de quedar embarazada! Si está usando los cambios en la mucosidad para identificar el comienzo de su tiempo fértil, la manera ideal es de abstenerse o usar un condón después de que termine su menstruación para que pueda determinar el primer día que empieza a experimentar sensaciones vaginales húmedas y/o mucosidad húmeda. Puesto que ésta es la señal que su cuerpo le da de que se acerca la ovulación, *debe tratar de comenzar a tener relaciones sexuales ese día.* Continúe teniendo relaciones sexuales cuando quiera después que aparezca la mucosidad húmeda y hasta el día después de que su temperatura basal del cuerpo se eleve. Si el semen de su pareja tiene una cantidad normal de espermatozoides, las investigaciones han demostrado que el tener relaciones sexuales varios días seguidos no debe disminuir las posibilidades de quedar embarazada.

El tener relaciones sexuales el día antes o el día de la elevación de su temperatura basal del cuerpo probablemente le dará la mayor probabilidad de un embarazo. Sin embargo, puesto que usted no puede predecir cuándo su temperatura basal del cuerpo se elevará, *la mucosidad cervical húmeda es la mejor indicación del comienzo de su tiempo fértil.* Si usted está observando sus cambios cervicales, el cuello del útero alto, suave y abierto es otra indicación de sus días más fértiles.

Una vez que su temperatura se eleva, debe continuar tomándosela por el resto del ciclo si quiere usarla como prueba de embarazo. Si su temperatura basal del cuerpo permanece alta por más de 20 días y no experimenta su sangrado menstrual usual, puede significar que esté embarazada. Si esto sucede, es importante que tenga una prueba de embarazo y sea examinada para que el embarazo sea confirmado y la fecha de nacimiento del bebé sea determinada. Otra razón para este examen es la necesidad de comenzar el cuidado obstétrico temprano para que su embarazo sea tan saludable como sea posible.

PARA REVISAR

✢ Observe sus señales de fertilidad por uno o más ciclos. Si quiere aprender sobre los patrones de mucosidad, absténgase de tener relaciones sexuales o use condones no lubricados durante estos ciclos para lograr observar los patrones de mucosidad con más exactitud.

✢ Una vez que ha decidido quedar embarazada, absténgase o use un condón después de que su sangrado menstrual termine. Cuando su tiempo fértil comience, es hora de guardar los condones. Para lograr un embarazo, las relaciones sexuales deben ocurrir cuando experimente mucosidad húmeda y fértil.

✢ Continúe tomándose la TBC después de la elevación de la temperatura. Una TBC que permanece elevada más allá de su ciclo usual es una excelente señal de que usted ha logrado el embarazo.

Quedando Embarazada

De nuevo, por favor recuerde que si un hombre no tiene razones para sospechar que tiene problemas de fertilidad o si su análisis de su semen es normal, el tener relaciones sexuales durante el tiempo fértil no parece disminuir las posibilidades de un embarazo para la pareja. Sin embargo, algunos hombres tienen un bajo conteo de espermatozoides o un problema relacionado al movimiento de los espermatozoides. En esta situación es recomendable que la pareja tenga relaciones sexuales de día por medio durante el tiempo fértil. Esto llevará al máximo el número de espermatozoides en el semen.

Las relaciones sexuales deben ocurrir durante los días de mucosidad húmeda para lograr el embarazo, pero esto no significa que no se pueda tener relaciones sexuales durante otros días del ciclo. Algunas parejas que están tratando de quedar embarazada cambian su usual estilo de vida sexual a una manera que no es placentera. En vez de disfrutar sexualmente el uno del otro cuando sienten deseos, se abstienen de tener relaciones sexuales y de otras formas de demostrar afecto durante los tiempos infértiles del ciclo.

No hay una razón por la cual las relaciones sexuales no se puedan llevar a cabo en cualquier momento temprano en el ciclo. Sin embargo, puesto que usted quiere poder detectar el primer día del moco húmedo y las sensaciones vaginales húmedas, usted puede usar condones. Otra opción es de abstenerse el día después que haya tenido relaciones sexuales para dar tiempo suficiente a que el semen salga de la vagina. El día después del día de abstinencia debe ser un día de chequear el moco. Si experimenta mucosidad húmeda, sabrá que su tiempo fértil ha comenzado. Por ejemplo, digamos que usted ve un poco de moco pegajoso y pastoso y el área vaginal se siente seca el día lunes. Puesto que no vio ni sintió mucosidad húmeda, decide tener relaciones sexuales en ese día. Siente humedad en el área vaginal la siguiente mañana el martes porque tuvo relaciones sexuales. Decide abstenerse el martes para permitir tiempo suficiente para que el semen salga del área vaginal. Después usted chequea su moco el miércoles. Usted nota mucosidad pegajosa en la mañana, pero para la tarde y la noche, el moco definitivamente se siente húmedo. Usted sabe que su tiempo fértil ha comenzado y que es tiempo de tratar de quedar embarazada.

Tal vez usted no quiere chequear su mucosidad cervical para determinar el comienzo de sus días fértiles. Si es así, hay otra opción disponible para usted, una que trabaja bien con algunas mujeres que están tratando quedar embarazadas. Réstele 19 de su último ciclo fértil para determinar cuál día puede ser el más probable de ser el primer día de su fase fértil del próximo ciclo. Por ejemplo, si el ciclo que acaba de terminar fue de 30 días, réstele 19 y sabrá que su fase fértil probablemente comenzará el día 11 del siguiente ciclo.

Ésta es llamada la Regla de los 19 Días y NO se debe usar para prevenir embarazos, solo como ayuda para quedar embarazada. Es una técnica que se puede usar si sus ciclos son bastante regulares—por ejemplo, si sus ciclos no varían en duración más allá de dos a cuatro días. Si sus ciclos varían en duración por más días o si son verdaderamente irregulares, esta opción probablemente no será útil para usted. En estos casos, la mucosidad cervical es de más ayuda.

Algunos Puntos de Preparación para el Embarazo

Además de aprender sobre las señales de fertilidad y la sincronización apropiada de las relaciones sexuales, la pareja que desea un embarazo debe considerar otros puntos.

Primero, es recomendable tener un examen físico completo antes de quedar embarazada. Este examen le da a usted y a su médico la oportunidad de discutir problemas médicos que puedan existir. Por ejemplo, si usted está tomando medicamentos, es importante saber si pueden ser dañinos si los toma durante el embarazo. Un examen también provee la oportunidad, si es necesario, para que se hagan algunas pruebas, tales como la rubéola, anemia falciforme y Tay-Sachs.

Otro punto es la selección del sexo del niño por medio de métodos especiales de sincronización de las relaciones sexuales. Varias fuentes han indicado que un embarazo ocurrido como resultado de tener relaciones sexuales unos días antes del cambio térmico (en otras palabras, cuando la mucosidad húmeda aparece por primera vez) aumenta la posibilidad de que el bebé sea una niña. Las relaciones sexuales que ocurren cerca del día del cambio térmico y/o el día cuando el moco húmedo es más abundante y resbaladizo, aumentan la posibilidad de que el bebé sea un niño.

Aunque se han conducido estudios y se han escrito libros sobre este tema, el planear el sexo del niño parece haber sido exitoso para solo un porcentaje pequeño de parejas. Parece que, sin importar el método o técnica que la pareja use para intentar tener un niño o una niña, el resultado final es todavía como de 50/50 por ciento de posibilidad de tener una niña o un niño. Éstas son las probabilidades cuando una pareja no está usando ningún método para la selección del sexo. También hay, sin embargo, maneras especiales de preparar el esperma en un laboratorio que aumentarán las posibilidades de tener un varón. Si esto es algo que usted desea hacer, puede contactar a un especialista en fertilidad en su área. El especialista podrá ofrecerle la técnica para la selección del sexo o le podrá referir a un médico que sí la ofrece.

Infertilidad

Aproximadamente el 15 por ciento de todas las parejas tienen alguna dificultad en lograr un embarazo. Desgraciadamente, muchos no saben cuándo buscar atención médica y no conocen sobre pruebas de infertilidad y tratamientos. Otras parejas posponen el buscar ayuda médica por miedo. Tienen miedo de tener un problema que no se pueda corregir. Algunos no saben que hay tratamientos exitosos para algunas de las causas de la infertilidad.

En promedio, le toma a una pareja entre tres y cuatro meses lograr un embarazo. Como el 85 por ciento de las parejas que están intentando lograr un embarazo tendrán éxito después de haber tratado por un año. Hay muchas razones por las que el otro 15 por ciento no tienen éxito. Algunas causas están relacionadas con problemas de fertilidad del hombre, otras con problemas de fertilidad de la mujer. Algunas veces, ambos en la pareja pueden tener problemas. Si una pareja no ha quedado embarazada después de tener relaciones sexuales dos o más veces durante los días fértiles por seis a nueve ciclos fértiles, le aconsejamos una consulta con un especialista en fertilidad. Usualmente toma algún tiempo someterse a pruebas de fertilidad para intentar identificar la causa del problema. Si hay tratamiento disponible, éste usualmente toma tiempo para que sea exitoso. Por lo tanto, esperar de seis a nueve meses probablemente no es la mejor decisión. Cuando consulte a un médico, por favor considere escoger uno que se especialice en problemas de fertilidad. Muy a menudo, cuando una pareja está teniendo dificultad y busca ayuda por medio de alguien que no tiene mucho conocimiento sobre la fertilidad, la pareja no recibe la ayuda que necesitan para lograr un embarazo.

La Infertilidad y el Hombre

Los problemas más comunes de fertilidad en los hombres están relacionados con un número bajo de espermatozoides en el semen o poca actividad (movimiento) del esperma. Las causas de estos problemas incluyen:

* infección en alguna parte del sistema reproductivo del hombre

* exposición a químicos

* enfermedades

* medicamentos con o sin receta

* venas dilatadas en el escroto (varicocele)

* consumo excesivo de alcohol, cafeína o drogas recreativas

* mala nutrición

* fumar

* estrés

Otras causas de infertilidad son anormalidades de los testículos y los pasajes necesarios para la circulación normal del esperma y los líquidos seminales. Estas anormalidades pueden ser causadas por partes no bien desarrolladas del sistema reproductivo, infección u operaciones en o cerca de los órganos reproductivos.

El primer examen usado para chequear el número y la calidad del esperma es llamado *análisis del semen*. Si el resultado del examen no es normal, exámenes y procedimientos especiales adicionales son hechos para identificar la causa y posibles tratamientos del problema. El semen del hombre es examinado varias veces para determinar si es alérgico a su propio esperma y si los espermatozoides pueden fertilizar un huevo.

La Infertilidad y la Mujer

LA ANOVULACIÓN—la falta de ovulación u ovulación infrecuente—es una causa común de infertilidad en la mujer, y es a menudo tratada exitosamente con el uso de drogas de fertilidad. Cuatro de las razones más comunes para la anovulación son:

❖ perturbaciones en la forma usual que las hormonas están supuestas a trabajar que no pueden ser explicadas (desafortunadamente, a menudo la ovulación no sucede y la causa no puede ser determinada)

❖ estrés físico y emocional (discutido en el Capítulo 10)

❖ mala nutrición, desordenes alimenticios

❖ consumo excesivo de alcohol o drogas recreativas

Alergia al esperma del hombre es también una causa de infertilidad. Otra causa son los problemas cervicales: Infecciones cervicales y operaciones hechas en el cuello del útero pueden llevar a

❖ producción inadecuada de moco cervical

❖ producción de moco cervical que no puede tener la calidad necesaria para permitir que el esperma viva lo suficiente para llegar al huevo

El moco cervical también puede contener sustancias que neutralizan el esperma, de la misma manera que el cuerpo produce anticuerpos que neutralizan bacterias y viruses cuando está peleando contra una infección o enfermedad. Un tratamiento común para este problema es la terapia antibiótica para quitar las infecciones.

Problemas del útero y de las trompas de Falopio pueden también causar infertilidad. Una infección dentro y alrededor de los órganos reproductivos internos (infección pélvica) puede causar cicatrices en las trompas de Falopio. Estas cicatrices pueden impedir que el esperma llegue al huevo o que el huevo entre al tubo. Algunas veces esto puede ser corregido con cirugía de los tubos.

LA ENDOMETRIOSIS (en-do-me-tri-osis) es una causa de infertilidad que puede ocurrir a cualquier edad pero que parece ser experimentada más comúnmente por mujeres mayores que han pospuesto tener hijos. Se cree que la endometriosis se desarrolla cuando el tejido que normalmente forra la parte interna del útero sube por las trompas de Falopio dentro del área de los ovarios. La presencia de este tejido puede causar cicatrices que pueden impedir que el esperma alcance al huevo o que el huevo entre en el tubo. La endometriosis es a menudo tratada con cirugía para remover el tejido y las cicatrices. La terapia hormonal es otro tratamiento usado para reducir el crecimiento del tejido endometrial.

Otras Causas de Infertilidad

La causa del problema de infertilidad es conocida en como 5 por ciento de todas las parejas que tienen una evaluación de infertilidad. Algunas de estas parejas lograrán un embarazo algún día sin tratamiento de ningún tipo. Para otras que tienen situaciones particularmente estresantes, el embarazo puede ocurrir después que han lidiado exitosamente con su estrés. Algunos logran hacer esto por sí solos, mientras que otros pueden necesitar buscar la asistencia de un profesional especializado en ayudar a personas con este problema—un psicólogo, consejero o siquiatra.

Sincronización Inapropiada de las Relaciones Sexuales

Puede tomar mucho tiempo para que una pareja logre un embarazo simplemente porque no están teniendo relaciones sexuales en sus días fértiles. Observar las señales de fertilidad puede a menudo ayudar a la pareja a lograr un embarazo mucho antes porque están teniendo relaciones sexuales cuando la mujer es fértil.

Una Palabra sobre los Problemas de Fertilidad,
Pruebas y Tratamientos

La información que hemos provisto aquí es un vistazo básico de los problemas de fertilidad. Las pruebas y los tratamientos están cambiando todos los días gracias a avances tecnológicos y a un aumento en los esfuerzos de investigación en la rama de la fertilidad. Si usted siente que necesita aprender más de estas áreas, le animamos a que hable con un experto en fertilidad o, al menos, lea uno o más libros sobre la fertilidad. Encontrará algunos títulos sugeridos en la Bibliografía. ¡Asegúrese que los libros que lea sean escritos por médicos expertos en fertilidad! Muchos libros que no son escritos por especialistas en fertilidad incluyen información incorrecta y anticuada, o una interpretación de información que no ha sido estudiada bien. Estos no le ayudarán y puede que solo causen confusión innecesaria y miedo, o tal vez retrasen el que usted reciba el tratamiento correcto.

Los Sentimientos y la Infertilidad

La infertilidad es usualmente una situación extremadamente difícil para la pareja. Puesto que muchas mujeres y hombres tienen un deseo fuerte de tener un hijo, la pareja que no puede tenerlo puede experimentar sentimientos de cólera y frustración, a la vez que de culpabilidad, depresión y tristeza. Estos sentimientos pueden ser devastadores para la pareja y su relación. Por esto, puede ayudarle el hablar con alguien que pueda proveerle apoyo y entendimiento. Una organización de fertilidad, un terapeuta, un consejero o un líder espiritual puede proveer este apoyo y ser de beneficio para las parejas que están pasando por este periodo difícil.

Mencionamos algunas razones porque hemos escogido no discutir todas las muchas pruebas, causas y tratamientos para los problemas de fertilidad. Esto no se debe a que no sintamos que la materia de infertilidad es importante—todo lo contrario. Una discusión completa sobre los problemas de fertilidad e infertilidad merece su propio libro, de los cuales hay muchos. Ejemplos de varios libros sobre fertilidad están incluidos en la Bibliografía, y la página cibernética www.ihr.com es también una buena fuente de recursos de infertilidad.

Hay también una organización de hombres y mujeres, Resolve, comprometidos a ayudar a las personas con problemas de infertilidad. Está ubicada en Boston y tiene sucursales en muchas ciudades importantes. Para más información, contacte a Resolve, PO Box 474, Belmont, MA 02178 (617-623-0744).

Avances Científicos para Ayudar a las Parejas a Lograr un Embarazo

Hay varios productos disponibles para el público que pueden usarse para predecir el día cercano a la ovulación. Éstos están a la venta en muchas farmacias, y este conjunto de productos para la predicción de la ovulación se basan en el hecho de que la cantidad de la hormona producida por la glándula pituitaria, llamada **hormona luteinizante** (HL), aumenta grandemente aproximadamente 24–36 horas antes de la ovulación.

Cuando una mujer colecta una muestra de orina en días específicos durante cada ciclo fértil, y mezcla la orina con un químico incluido en el conjunto de productos, la orina cambia de color. Este cambio de color indica que el aumento repentino de la HL ha ocurrido y la ovulación usualmente comenzará dentro de 24–36 horas.

Algunas mujeres escogen usar una prueba de predicción de la ovulación para ayudarles a confirmar que la ovulación está sucediendo a la vez de determinar cuándo las relaciones sexuales tengan la mejor probabilidad de resultar en un embarazo.

En este momento, no se sabe si la posibilidad de lograr un embarazo es mayor para las mujeres que usan estas pruebas en comparación con las mujeres que sincronizan las relaciones sexuales por la presencia de mucosidad fértil.

Si una mujer, sin importar si está o no tratando de prevenir o lograr un embarazo, está insegura de si está ovulando, la información derivada de usar estas pruebas y mantener cuenta de su TBC y mucosidad cervical, puede darle la información que necesita para confirmar la ovulación. Sin embargo, es recomendable buscar consejo de un médico en estos casos. Ninguna prueba es 100 por ciento exacta: Si una mujer cree no que está ovulando, es importante saber si éste es definitivamente el caso, y si lo es, cuál es la razón. Otras pruebas para determinar la aproximación de la ovulación están disponibles, tales como pruebas que miden cambios en la saliva de la boca, o ciertos cambios químicos en la vagina que reflejan elevación en los niveles de estrógeno, y por lo tanto, un tiempo de fertilidad. Investigaciones en cuanto a la efectividad de estas pruebas en ayudar a las parejas a concebir son limitadas. Esto no significa que no sean de ayuda. Pueden ayudar a algunas mujeres a concebir sin usar señales de fertilidad. Sin embargo, en este punto, le recomendamos que si las usa, lo haga en combinación con la observación de la mucosidad y la TBC.

Hay también programas de computadora que le ayudan a las parejas a identificar el tiempo fértil. Pueden o no ser más efectivos que observar las señales de fertilidad. Depende de la tecnología y de los datos usados. De nuevo, no se han hecho estudios comparando grupos de parejas que observan sus señales de fertilidad y tuvieron relaciones sexuales durante el tiempo fértil con aquellos que usaron una computadora o programas de computadora para identificar los días fértiles. Además, si una mujer no ovúla regularmente, estos programas no serán de ninguna ayuda. La decisión de usar formas de tecnología para ayudar a concebir es personal, por el hecho de que pueden o no ofrecer alguna ventaja más allá de la que ofrece la observación de las señales básicas de fertilidad y su anotación.

9

El Método de Planificación Familiar Natural

Hasta ahora usted ha aprendido sobre las señales de fertilidad, las maneras en las que cambian durante el ciclo fértil y cómo son observadas y anotadas. Ahora miremos las instrucciones que necesitará seguir para determinar cuando sus días fértiles e infértiles comienzan y terminan. Estas instrucciones son llamadas reglas de planificación familiar natural, y hay varias disponibles para su uso. Algunas son muy conservadoras, resultando en la mayor efectividad posible. Éstas usualmente requieren más días de abstinencia que otras reglas un poco menos efectivas.

Otras reglas son un poco menos conservadoras y su efectividad es un poquito más baja; sin embargo, es importante saber que aún la manera menos conservadora todavía ofrece un buen y efectivo método de planificación familiar. La regla que escoja para seguir dependerá de la(s) señal(es) de fertilidad que decida observar y qué tan conservador es el método de PFN que quiera usar.

Por favor recuerde un hecho muy importante: ¡No importa qué regla usted decida usar, no es necesario que la mujer tenga relaciones sexuales para quedar embarazada! Esto fue discutido en la sección sobre la fertilidad del hombre y es información crítica que muchas mujeres y hombres no saben. Tan raro como pueda sonar, un embarazo puede ocurrir si el semen tiene contacto con la abertura vaginal durante los días fértiles de la mujer. La razón de esto es que cuando el moco fértil está siendo producido, éste baja hasta la abertura vaginal. Si el esperma tiene contacto con esta mucosidad, el esperma puede nadar dentro de la vagina, pasar por el cuello del útero, ¡y eventualmente entrar en las trompas de Falopio donde se encontrará con un huevo! La mejor manera de evitar esto es evitar que el esperma llegue cerca de la abertura vaginal. Por ejemplo, el hombre no debe eyacular cerca de las afueras de la abertura vaginal.

Las reglas de planificación familiar natural son usadas para determinar:

* ✤ La **fase infértil antes de la ovulación,** durante este tiempo usted puede tener relaciones sexuales con pocas posibilidades de quedar embarazada.

* ✤ Cuando comienza la **fase fértil.** Esta fase dura varios días. Comienza unos días antes de la ovulación, continúa durante la ovulación y termina unos días después de la ovulación. Si hay relaciones sexuales durante esta fase, la posibilidad de un embarazo es muy grande.

* ✤ El final de la fase fértil y el comienzo de la **fase infértil después de la ovulación.** La fase infértil comienza unos días después de la ovulación, dura varios días y termina cuando el nuevo ciclo comienza.

Durante la fase infértil después de la ovulación, pueden tener relaciones sexuales con **muy pocas** posibilidades de embarazo. De hecho, cuando las reglas se usan y se siguen cuidadosamente, no hay casi ninguna probabilidad de un embarazo durante esta fase.

Las Reglas de Planificación Familiar Natural Usadas para Determinar la Fase Infértil antes de la Ovulación: Las Reglas Más Conservadoras

La Regla de la Abstinencia Menstrual

ABSTÉNGASE DURANTE EL SANGRADO MENSTRUAL.

¿Sorprendido? Si usted es como la mayoría de las personas, usted aprendió que no era posible que una mujer quedara embarazada si tenía relaciones sexuales durante su menstruación. Sin embargo, éste no es siempre el caso; aunque la posibilidad es pequeña, (tal vez solo de un 1–5 por ciento), todavía existe. Y la primera razón de esto es la ovulación temprana. Una mujer puede ovular pronto después que termina su menstruación. Algunas mujeres experimentan esto cada ciclo fértil porque estas mujeres usualmente tienen ciclos normales que son de menos de 25 días.

Como recordará, la ovulación usualmente ocurre de 12 a 16 días antes que empiece la menstruación. Usando un ciclo de 24 días como ejemplo, restemos 12 de 24 (24 − 12 = 12) y 16 de 24 (24 − 16 = 8). Una mujer que tiene ciclos de 24 días ovularía entre los días 8 y 12 del ciclo. El día más temprano que ella podría ovular sería el día 8 de su ciclo.

De otra manera, si tomamos un ciclo de 28 días, la ovulación más temprana ocurriría el día 12: 28 − 16 = 12 y 28 − 12 = 16. Una mujer que tiene un ciclo de 28 días usualmente ovula entre el día 12 y 16. Afortunadamente, la mayoría de las mujeres no ovulan cerca del final de su menstruación porque normalmente tiene ciclos de más de 25 días.

Si la mayoría de las mujeres tienen ciclos que son usualmente más largos de 25 días, ¿pueden ellas ovular más temprano de lo usual? ¡La respuesta es sí! La ovulación más temprana de lo usual puede ser el resultado de varios factores, incluyendo enfermedad, estrés, un cambio de estilo de vida (por ejemplo, ejercicio o hábitos nutricionales) o por razones que todavía no se entienden. Puede ser parte del proceso normal de envejecimiento. La ovulación más temprana de lo usual no es necesariamente considerada anormal, es solamente una forma en la cual el cuerpo de la mujer reacciona a un cambio en su vida. Sin embargo, puede causar problemas si la mujer no quiere quedar embarazada.

Desgraciadamente, nadie puede predecir de antemano cuándo la ovulación ocurre. Imagínese la mujer que usualmente tiene un ciclo de 30 días. Si resta 12 a 30 (30 − 12 = 18) y 16 de 30 (30 − 16 = 14), sabrá que ella regularmente ovula entre los días 14 y 18. Sin embargo, digamos que tiene su menstruación, y por el hecho de que acaba de comenzar un programa de ejercicio, el tiempo de su ovulación ha cambiado temporalmente. Esta vez, ella ovulará el día 8. ¿Sabe ella que esto va a suceder? ¡No! Cuando una mujer está menstruando, ella no tiene idea de si ella podrá estar ovulando temprano. Digamos que en el quinto día de su menstruación su cuello del útero está produciendo bastante moco fértil que ella no puede notar por la presencia de la sangre. Tiene relaciones sexuales el día 5, el esperma vive hasta el día 8 cuando ella comienza a ovular, el esperma se encuentra con el huevo y ella queda embarazada. De nuevo, esto no pasa muy a menudo, pero es posible. Ahora digamos que esta misma mujer que usualmente tiene ciclos de 30 días, y que por lo tanto usualmente ovula entre los días 14 y 18, ovulara el día 10. Su menstruación termina y ella empieza a observar el moco y sus sensaciones vaginales. Durante el ciclo en el que ovulará más temprano, ella nota moco cervical el día 6, poco después que termina su menstruación. Porque ella aprendió la PFN bien, ella sabe que su cuerpo le está dando una señal de que probablemente ovulará más temprano de lo usual y por lo tanto sabe que su fase fértil comenzará temprano. Siendo que éste es el caso, ella empieza a abstenerse el día 6 de su ciclo y continúa absteniéndose hasta que sabe que su tiempo fértil ha terminado.

Este ejemplo que le acabamos de dar hace sentido porque, como usted ha aprendido, el moco cervical comienza a ser producido algunos días antes de la ovulación. Con una ovulación temprana, la mujer probablemente observará los mismos cambios en el moco y sensaciones vaginales que siempre ha visto, pero las verá y sentirá más temprano en su ciclo.

Otro ejemplo: Joanne usualmente tiene ciclos fértiles que duran por lo menos 27 días. Ella usualmente ve moco cervical por allí del día 10, y se hace bien húmedo para el día 14. Sin embargo, en un ciclo ella notó moco cervical cinco días antes de lo que ella estaba acostumbrada a verlo. Éste apareció el día 6, un día después de que su menstruación terminara (Figura 22). Ella recordó que mucosidad que aparece más temprano de lo usual era probablemente una indicación de que ella ovularía más temprano, por lo tanto sabía que su fase fértil había comenzado más temprano. Por el hecho de que ella no quería quedar embarazada, se abstuvo de tener relaciones sexuales y continuo obser-

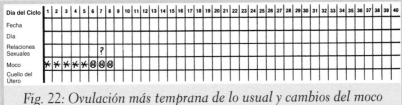

Día del Ciclo	1	2	3	4	5	6	7	8	9	10	11	12	13	14	15	16	17	18	19	20	21	22	23	24	25	26	27	28	29	30	31	32	33	34	35	36	37	38	39	40
Fecha																																								
Día																																								
Relaciones Sexuales								?																																
Moco	✳	✳	✳	✳	✳	✳	Ⓜ	Ⓜ	Ⓜ																															
Cuello del Útero																																								

Fig. 22: Ovulación más temprana de lo usual y cambios del moco

vando su moco como de costumbre hasta que estuvo segura que su fase fértil había terminado.

La abstinencia durante el sangrado menstrual es también recomendada como una medida muy conservadora porque una mujer puede asumir que está experimentando su sangrado menstrual cuando en realidad está sangrando por otra razón. ¡Ella puede en realidad estar ovulando! Hay ocasiones cuando una mujer puede experimentar sangrado con la ovulación aún sino lo ha experimentado en ciclos previos. Algunas veces una mujer puede experimentar sangrado debido a una falta de equilibrio hormonal o por otra razón, y coincidir con la ovulación durante el sangrado o pocos días después que el sangrado termine. El sangrado que no se debe a la menstruación puede ser más fuerte o ligero que el flujo menstrual y puede no durar tanto como su ciclo normal. A menudo también aparece durante un tiempo diferente del ciclo. Entonces, como puede imaginarse, una mujer puede empezar a sangrar y pensar que "Me vino el periodo más temprano de lo usual. Está bien si tengo relaciones sexuales". Si la mujer asume que éste es su periodo normal y tiene relaciones sexuales, y hay mucosidad fértil, de nuevo, ella no podrá verla ni sentirla. Si ella ovula, y hay esperma esperando por el huevo, un embarazo puede resultar.

Los dos ejemplos que hemos dado no son comunes—de hecho, son bastante raros. Pero cualquier persona que quiera el método más conservador de planificación familiar natural probablemente escogerá abstenerse de tener relaciones sexuales mientras esté sangrando.

Algunas mujeres no tienen objeción a esta regla porque no disfrutan de las relaciones sexuales mientras están sangrando o las encuentran reprobables por razones religiosas u otras razones personales. Sin embargo, otras mujeres no les gusta esta regla porque ellas disfrutan de las relaciones sexuales mientras están sangrando. Algunas mujeres incluso encuentran que tienen un aumento en sus deseos sexuales durante la menstruación. Si usted quiere tener relaciones sexuales durante su sangrado menstrual, usted aprenderá después en este capítulo a determinar si el sangrado que está experimentando es verdaderamente debido a su sangrado menstrual y cuándo puede tener relaciones sexuales seguras durante este tiempo con muy pocas posibilidades de quedar embarazada.

La Regla del Día Seco

LAS RELACIONES SEXUALES PUEDEN OCURRIR DURANTE LA NOCHE DE CUALQUIER DÍA SECO.

¿Pueden las relaciones sexuales comenzar el día después que el sangrado termina? Sí, si se experimenta un día seco. Muchas mujeres experimentan uno o más días secos después de la menstruación. Como discutimos antes, los días secos son aquellos cuando no se ve moco y las sensaciones vaginales son secas durante todo el día y hasta la noche. El hecho de que no se vea moco significa que la ovulación probablemente no va a ocu-rrir por lo menos por unos o hasta varios días más tarde. Además, sin la cantidad correcta de moco, el esperma no puede vivir ni viajar en el sistema reproductivo. Por lo tanto, la posibilidad de un embarazo es extremadamente baja—de hecho, casi cero—si se tienen relaciones sexuales durante un día seco.

La Regla del Día Seco específicamente dice que las relaciones sexuales solamente pueden ocurrir durante la *noche* de un día seco. Esperar para tener relaciones sexuales hasta la noche le permite observar el moco y las sensaciones vaginales durante el día. Le da tiempo suficiente para asegurarse que el moco no está bajando a la abertura vaginal. Recuerde, usted puede no ver o sentir moco en la mañana o la tarde, pero a medida que camina durante el día, si el moco está siendo producido, la gravedad le ayudará a viajar por el canal vaginal hasta la abertura donde usted lo verá más tarde.

Asumamos que usted usa la Regla del Día Seco y tiene relaciones sexuales esta noche porque fue un día seco para usted. Usted no mira moco y sus sensaciones vaginales fueron secas cada vez que chequeó

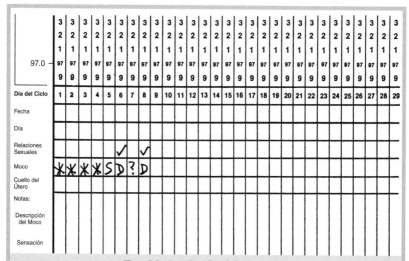

	3	3	3	3	3	3	3	3	3	3	3	3	3	3	3	3	3	3	3	3	3	3	3	3	3	3	3	3	3
	2	2	2	2	2	2	2	2	2	2	2	2	2	2	2	2	2	2	2	2	2	2	2	2	2	2	2	2	2
	1	1	1	1	1	1	1	1	1	1	1	1	1	1	1	1	1	1	1	1	1	1	1	1	1	1	1	1	1
97.0	97	97	97	97	97	97	97	97	97	97	97	97	97	97	97	97	97	97	97	97	97	97	97	97	97	97	97	97	97
	9	9	9	9	9	9	9	9	9	9	9	9	9	9	9	9	9	9	9	9	9	9	9	9	9	9	9	9	9
Día del Ciclo	1	2	3	4	5	6	7	8	9	10	11	12	13	14	15	16	17	18	19	20	21	22	23	24	25	26	27	28	29
Fecha																													
Día																													
Relaciones Sexuales					✓	✓																							
Moco	✗	✗	✗	✗	S	D	?	D																					
Cuello del Útero																													
Notas:																													
Descripción del Moco																													
Sensación																													

Fig. 23: La Regla del Día Seco

Heidi experimentó un día seco el día 6 de su ciclo. Tuvo relaciones sexuales esa noche y experimentó un flujo húmedo el día 7 de su ciclo. Esto fue anotado como un signo de pregunta "?" porque no había manera de determinar si el flujo era moco, semen o una combinación de los dos. Por lo tanto, la pareja se abstuvo de tener relaciones sexuales el día 7. Debido a que el día 8 fue seco, esta pareja decidió volver a tener relaciones sexuales esa noche.

Es importante notar que no todas las mujeres experimentan un flujo húmedo el día después de tener relaciones sexuales. Algunas mujeres han dicho que si ellas orinan o se bañan después de tener relaciones sexuales, no ven o sienten semen en el área vaginal el día siguiente. Si éste es el caso y usted está segura que está experimentando un día completamente seco el día siguiente de tener relaciones sexuales, usted puede tener relaciones nuevamente esa noche.

durante el día y la noche. Usted tuvo relaciones sexuales y mañana experimenta un **flujo vaginal** húmedo. Necesita preguntarse: "¿Es este flujo semen? ¿Es moco? ¿Es una combinación de ambos?" Si el flujo húmedo es moco, y usted tiene relaciones sexuales otra vez, usted puede quedar embarazada. Puede ser muy difícil, o casi imposible diferenciar entre el moco cervical y el semen. Por lo tanto, debe tomar los siguientes pasos para determinar si el flujo es semen o moco: Absténgase de tener relaciones por

24 horas. Una vez que las 24 horas hayan pasado, observe el moco y los cambios en las sensaciones vaginales. Si tiene otro día seco, puede tener relaciones otra vez esa noche.

SUGERENCIAS PARA ELIMINAR EL SEMEN Algunas mujeres encuentran que pueden eliminar el semen de la vagina orinando después de tener relaciones sexuales, haciendo ejercicios Kegel y lavándose el semen en el área vaginal. Por lo tanto, cuando se despiertan el siguiente día, no tienen flujo vaginal húmedo. El semen ha salido. Ellas chequean el moco y las sensaciones vaginales durante el día y encuentran que es un día seco. Por el hecho de que no están experimentando nada que indique la posibilidad de un día fértil, pueden tener relaciones sexuales otra vez durante esa noche.

Regla de Planificación Familiar Natural Usada para Determinar el Comienzo de la Fase Fértil

La Regla de la Mucosidad Temprana

LA ABSTINENCIA COMIENZA (Y LA FASE FÉRTIL EMPIEZA) CUANDO CUALQUIER MUCOSIDAD ES VISTA Y/O SE EXPERIMENTAN SENSACIONES VAGINALES HÚMEDAS, CUALQUIERA QUE SEA PRIMERO.

Usted sabe que en algún momento antes de la ovulación, el moco cervical comenzará a ser producido. Cuando esto empieza, depende de que tan largo sea el ciclo de la mujer y su patrón único de fertilidad. También puede comenzar en días diferentes durante los diferentes ciclos de fertilidad. Por ejemplo, la fase fértil de una mujer puede comenzar el día 10 de un ciclo y en el día 12 de otro.

Como hemos discutido anteriormente:

1. Algunas mujeres pueden experimentar moco en el día después de cuando el sangrado menstrual termina.

2. Otras mujeres tienen días secos primero, y después comienzan a ver moco.

3. Usualmente, el primer tipo de moco es pastoso y pegajoso, y no se siente húmedo. Éste es un típico tipo de moco infértil y puede parecer que se pueden tener relaciones sexuales cuando está presente. Sin embargo, como usted sabe, puede tomar hasta un día para que el moco viaje desde el cuello del útero hasta las afuera de la vagina. Por esto, si moco infértil es visto en la abertura vaginal, ¿es posible que haya un poco de moco húmedo y fértil bien arriba en el cuello del útero que no ha viajado hasta la abertura vaginal? Sí, esto es posible, y no hay manera de estar absolutamente seguros que éste no sea el caso. Algunos sugieren que la mujer apriete su cuello del útero entre dos dedos y trate de forzar el moco a salir y ver si es del tipo húmedo y fértil. No se han hecho investigaciones sobre esta técnica, y no recomendamos depender de ella para evitar un embarazo. Además, hacer esto puede irritar el cuello del útero. Por lo tanto, para ser más conservador, la fase fértil comienza cuando *cualquier tipo* de moco aparece, aún cuando las sensaciones vaginales son secas. El moco puede ser seco y pegajoso, no importa.

4. Si se experimentan sensaciones vaginales húmedas, la fase fértil ha comenzado. Éste es el caso aún cuando no se observa moco o moco húmedo. Tan raro como pueda sonar, algunas veces, una mujer puede experimentar sensaciones vaginales húmedas aún cuando no pueda ver nada de moco húmedo. Puesto que ésta puede ser una señal de que moco húmedo va a empezar a viajar a la abertura vaginal, las sensaciones vaginales húmedas deben ser consideradas como señal de que la fase fértil ha empezado.

Reglas de Planificación Familiar Natural Usadas para Determinar los Días Infértiles antes de la Ovulación: Las Reglas Menos Conservadoras

Las Reglas de Planificación Familiar Natural *más* conservadoras usadas antes de la ovulación son:

1. La abstinencia debe ser practicada durante el sangrado menstrual.

2. Las relaciones sexuales pueden ocurrir durante la noche de cualquier día seco.

Hay dos reglas más que se pueden usar para saber cuándo puede o no tener relaciones sexuales antes de que la fase fértil comience. Estas son la **Regla de la Menstruación** y la **Regla de los 21 Días.** Ambas reglas son muy efectivas (entre 95–99 por ciento efectivas) y pueden aumentar el número de días disponibles para las relaciones sexuales.

La Regla de la Menstruación

LAS RELACIONES SEXUALES PUEDEN OCURRIR DURANTE LOS PRIMEROS CINCO DÍAS DEL CICLO FÉRTIL SIEMPRE Y CUANDO LOS SEIS CICLOS MÁS RECIENTES HAYAN SIDO MÁS LARGOS DE 25 DÍAS Y LA OVULACIÓN OCURRIÓ DURANTE EL CICLO FÉRTIL ANTERIOR.

Las investigaciones han demostrado que cuando el ciclo usual de una mujer es más largo de 25 días, la posibilidad de la ovulación más temprana de lo usual es muy pequeña. Las investigaciones también han comprobado que, aún si la mujer ovula más temprano de lo usual, la posibilidad de un embarazo es muy baja cuando las relaciones sexuales ocurren durante los primeros cinco días del ciclo fértil—siempre y cuando la mujer haya ovulado durante su ciclo anterior. La forma más exacta para que una mujer sepa cuándo ha ovulado es observando una elevación en la TBC alrededor de 12 a 16 días antes que el sangrado menstrual empiece. La TBC debe elevarse a por lo menos 0.3°F ó 0.05°C más alta de lo normal y permanecer alta por varios días. Si la mujer sabe que ya ovuló, ella también sabrá que el sangrado que experimenta como de 12 a 16 días más tarde es sangrado por su menstruación y no por la ovulación o por otra razón.

Además, si los ciclos de la mujer son usualmente más largos de 25 días, ella sabe que usualmente no ovula cerca del final su menstruación. Esto significa que la posibilidad de un embarazo es extremadamente baja si tiene relaciones sexuales durante los primeros cinco días de su ciclo.

Recuerde: Es seguro tener relaciones sexuales durante los primeros cinco días de su ciclo. Esto significa que si el sangrado menstrual le dura por tres días, cada día de sangrado, más dos días después que termine el sangrado son seguros para tener relaciones sexuales. Si el sangrado dura seis días, sólo los primeros cinco días de sangrado son seguros para tener relaciones sexuales. Para aquellas mujeres que se sienten cómodas teniendo relaciones sexuales mientras están sangrando, esta regla provee días temprano en el ciclo cuando la posibilidad de un embarazo es extremadamente baja.

Después que termina la menstruación, la Regla del Día Seco se puede usar. Esta regla es excelente para aquellas mujeres que desean observar su mucosidad. Usando ésta regla la mujer sabrá cuando puede tener relaciones sexuales sin peligro de un embarazo antes que comience la fase fértil. Sin embargo, algunas mujeres preguntan, "¿Hay otra forma de saber cuándo va a comenzar mi tiempo fértil, con o sin observar mi moco?" ¡Sí hay una manera! Las mujeres que no quieren observar su moco, o quieren saber con anticipación la probabilidad de cuando va a comenzar su fase fértil, pueden usar la Regla de los 21 Días. Esta regla es en realidad una simple fórmula matemática que provee a la mujer la información de qué tan largo es su tiempo infértil antes de la ovulación.

La Regla de los 21 Días

EL NÚMERO DE DÍAS EN LA FASE INFÉRTIL ANTES DE LA OVULACIÓN ES DETERMINADO RESTANDO 21 AL TOTAL DE DÍAS EN EL CICLO MÁS CORTO DE LOS SEIS CICLOS FÉRTILES MÁS RECIENTES.

Esta interesante regla es extremadamente efectiva porque está basada en lo siguiente:

1. La ovulación ocurrirá entre 12 a 16 días antes que el sangrado menstrual comience.

2. El esperma es capaz sobrevivir y de fertilizar un huevo por hasta 5 días cuando el moco fértil está presente. $16 + 5 = 21$

3. El número de días en el ciclo más corto experimentado durante los seis ciclos más recientes y consecutivos menos 21, es igual a

la duración de la fase infértil antes de la ovulación. La fase infértil antes de la ovulación siempre empieza en el primer día del sangrado menstrual.

Si quiere usar esta regla, reste 21 de la duración de su ciclo más corto que ha tenido en los últimos seis ciclos. Usted no necesita tener gráficas de las señales fertilidad por estos seis ciclos; usted sólo necesita saber qué tan largos son para usar esta regla. Al restar 21 del número de días de su ciclo más corto, sabrá el número de días infértiles que tiene comenzando el primer día de su menstruación.

EJEMPLO: Susan marca en su calendario cuando empezó a menstruar por los últimos seis ciclos. Ella encontró que sus ciclos varían de 29 a 32 días. Por lo tanto, el ciclo más corto fue de 29 días. Susan resta 21 a 29 para obtener 8 (29 – 21 = 8). Por lo tanto, la fase infértil de Susan antes de la ovulación es de 8 días. Ella puede tener relaciones sexuales desde el primer día de su ciclo fértil hasta e incluyendo el día 8, cuando ella quiera, con una posibilidad mínima de quedar embarazada. Su fase fértil comienza el día después que su fase infértil termina de acuerdo con la Regla de los 21 Días. En este caso, la fase fértil comienza el día 9.

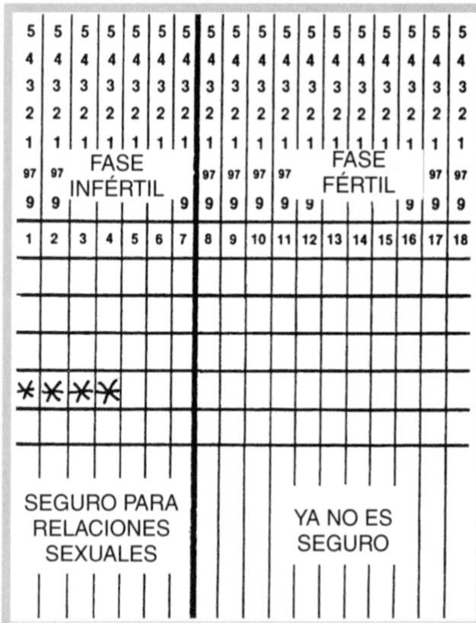

EJEMPLO: Los ciclos fértiles de Ann durante los meses de diciem-

Fig. 24: Fase infértil antes de la ovulación

Los seis ciclos fértiles anteriores de Margo fueron de 28 días. Al restar 21 de 28, vemos que ella tiene una fase infértil de 7 días. Ella puede tener relaciones sexuales desde el primer día de su ciclo fértil hasta e incluyendo el día 7 con una posibilidad mínima de quedar embarazada. Debido a que su fase infértil termina el día 7, su fase fértil comienza el día 8. Ella se abstendrá hasta que la ovulación haya pasado y su fase infértil comience.

bre a mayo (seis ciclos) fueron de 28 a 30 días. Si resta 21 al ciclo más corto (de 28 días), ella tiene una fase infértil de 7 días (28 – 21 = 7). Entonces, Ann tiene los primeros 7 días de su ciclo de fertilidad para tener relaciones sexuales.

La fase fértil comienza el día después que la fase infértil termina. En el caso de Ann, puesto que la fase infértil terminó en el día 7, su fase fértil comenzó el día 8. Su fase fértil continuará hasta que ella pueda

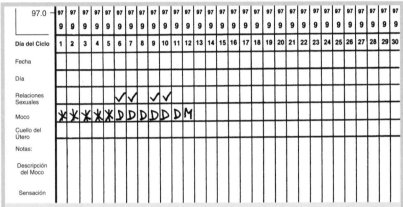

Fig. 25: Siguiendo la ruta más conservadora. Poniendo juntas las Reglas de la Abstinencia durante la Menstruación, Día Seco y Moco Temprano

Ellen experimentó su sangrado menstrual de los días 1 al 5 de su ciclo. Ella se abstuvo de tener relaciones sexuales durante estos días. Después experimentó días secos del 6–11. Ellen tuvo relaciones sexuales en la noche del día 6. Esto fue anotado con una marca ✔. Ellen hizo ejercicios Kegels y se bañó después de tener relaciones sexuales esa noche. Puesto que experimentó otro día seco el día 7, ella tuvo relaciones sexuales otra vez esa noche. El día 8 fue seco otra vez, y ella pudo tener relaciones sexuales otra vez, pero decidió no hacerlo. En el día 9 ella tuvo relaciones sexuales en la noche otra vez porque tuvo otro día seco. Ellen tuvo relaciones sexuales otra vez la noche del día 10 porque fue otro día seco. Ella prefirió no tener relaciones sexuales en la noche del día 11. Su fase fértil comenzó el día 12 porque ella observó moco que no estaba húmedo este día. Ellen empezó a abstenerse y continuó haciéndolo hasta que la fase infértil después de la ovulación comenzará.

aplicar exitosamente las reglas usadas para determinar cuándo la ovulación ha pasado y la fase infértil ha comenzado.

Recuerde: El número 21 es usado para determinar que tan larga es la fase infértil antes de la ovulación porque el mayor número de días que usualmente ocurren desde la ovulación hasta el fin del ciclo es 16. El tiempo más largo que el esperma puede sobrevivir en el moco fértil es 5 días. Por supuesto, 16 + 5 = 21. Al restar 21 del ciclo de fertilidad más corto le da el número de días que son muy seguros para tener relaciones sexuales durante la parte temprana del ciclo de fertilidad. En otras palabras, al aplicar esta regla, usted está contando regresivamente desde el final de su ciclo, 16 días, y después 5 días más. El número que obtiene representa sus días infértiles temprano en el ciclo, comenzando con la menstruación.

No se olvide, usted puede usar esta regla solamente sí:

1. Puede recordar con exactitud cuándo sus últimos seis ciclos comenzaron

   o

2. Usted ya ha mantenido un record del comienzo de sus últimos seis ciclos

   o

3. Usted ha estado anotando en su gráfica sus señales de fertilidad por seis ciclos.

Para aplicar la Regla de los 21 Días, siga estos requisitos cuidadosamente:

1. Sólo use el más corto de los seis ciclos más recientes y consecutivos.

2. Estos deben ser ciclos de ovulación normales dentro de la duración usual para la mayoría de las mujeres, lo cual es de 25–37 días. Si una mujer acaba de dejar de usar un método anticonceptivo hormonal, ella debe esperar hasta haber experimentado seis ciclos fértiles normales después de descontinuar el anticonceptivo para usar la Regla de los 21 Días.

En la práctica, esta regla es aproximadamente de 95–99 por ciento efectiva en evitar embarazos. El pequeño 1–5 por ciento de embarazos se debe al hecho de que la regla no toma en consideración una ovulación temprana inesperada. *La señal de peligro de una ovulación temprana es el moco cervical.* Si una mujer está teniendo relaciones sexuales cuando quiere durante su fase infértil antes de la ovulación, hay semen en la vagina. Por lo tanto, ella podrá no ver o sentir la señal de la ovulación temprana de moco y/o sensaciones vaginales húmedas. Si ella continua teniendo relaciones sexuales y ovula antes de lo usual, un embarazo puede ocurrir.

EJEMPLO: Los ciclos fértiles de Joan por los pasados dos años han sido de 30–32 días. Por lo tanto, su fase infértil antes de la ovulación es de 9 días (30 − 21 = 9). Joan ha tenido relaciones sexuales por los primeros 9 días de su ciclo cuando ha querido y no ha quedado embarazada. Durante un ciclo de fertilidad, Joan ovuló temprano. Ella no se percató de esto porque no estaba viendo las señales del moco, que pudieron ser las señales de ovulación temprana. Ella continuó teniendo relaciones sexuales y, porque había moco fértil presente, ella quedó embarazada.

Cálculo del Ciclo Corto

Si los ciclos fértiles de una mujer son usualmente de menos de 25 días, ella puede usar la Regla de los 21 Días para determinar qué tan larga es su fase infértil antes de la ovulación. Por ejemplo, el ciclo usual de una mujer es de 23 a 24 días. Su fase infértil antes de la ovulación es por lo tanto de dos días (23 − 21 = 2). Ésta es una alternativa muy efectiva para las mujeres que les gustaría tener por lo menos dos días disponibles para tener relaciones sexuales temprano en el ciclo menstrual. Hay una probabilidad de 1 a 5 por ciento de que ocurra un embarazo usando la Regla de los 21 Días con los ciclos cortos. Una mujer puede también escoger ser más conservadora y empezar su fase fértil en el primer día de su ciclo. En este caso, la abstinencia debe comenzar en el primer día de la menstruación.

Recuerde: Un ciclo corto significa que la ovulación ocurre temprano en el ciclo, unos días después que el flujo menstrual termina. Por esto, moco cervical puede estar presente durante el flujo menstrual. El sangrado hace que la observación del moco sea muy difícil o casi imposible. Si se tienen relaciones sexuales y hay moco presente, el esperma puede ser

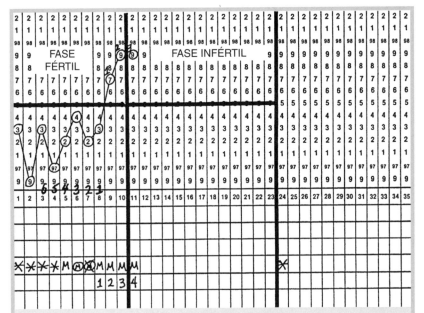

Fig. 26: El Ciclo Corto

Los seis ciclos fértiles anteriores de Jade fueron de 23–26 días. Puesto que ella normalmente experimenta ciclos fértiles cortos y está siendo muy conservadora, ella no se da una fase infértil antes de la ovulación usando la Regla de los 21 Días. Por lo tanto, su fase fértil comienza en el primer día de su ciclo fértil y termina cuando ella puede exitosamente aplicar las Reglas del Último Día Húmedo y Cambio Térmico (vea las páginas 109–119). En este ejemplo, ella tuvo que abstenerse de tener relaciones sexuales desde el día 1 hasta el día 11. Ella puede volver a tener relaciones sexuales la noche del día 11 hasta e incluyendo el fin de su ciclo fértil, el día 23.

capaz de sobrevivir el tiempo suficiente para fertilizar un huevo durante la ovulación. El resultado es que para una mujer con ciclos cortos, un embarazo puede resultar por relaciones sexuales ocurridas durante los primeros pocos días de su ciclo fértil.

Cuando una mujer cuyo ciclo de fertilidad es corto sigue la manera más conservadora, ella tiene dos, en vez de tres, fases en su ciclo fértil— una fase fértil y una fase infértil después de la ovulación. *El primer día del sangrado menstrual es el primer día de la fase fértil.* La fase fértil termina, y la fase infértil después de la ovulación comienza cuando la Regla del Cambio Térmico, la Regla del Último Día Húmedo y ovulación más temprana de lo usual han sido aplicadas. (Vea las páginas 109–119.)

Disminuyendo la Posibilidad de un Embarazo Aún Más

¿Hay una manera de disminuir la posibilidad de un embarazo durante la fase infértil cuando se está usando la Regla de los 21 Días? Sí la hay, si se sigue la Regla del Día Seco. Cuando una mujer puede calcular el largo de su fase infértil después de la ovulación usando la Regla de los 21 Días, ella también puede escoger usar la Regla del Día Seco. De esta manera ella sabrá si la ovulación va a ocurrir temprano, porque ella podrá reconocer las señales de ovulación temprana que su cuerpo le envía: la aparición más temprano de lo usual de moco cervical y/o sensaciones vaginales húmedas. La mujer también puede escoger usar la Regla de la Abstinencia durante la Menstruación o la Regla de Menstruación en combinación con la Regla de los 21 Días. Es obvio que si la mujer escoge combinar las Reglas de los 21 Días, Abstinencia Menstrual y Día Seco juntas, ella está decidiendo ser lo más conservadora posible.

Una Situación Más en Que Pensar

¿Qué debe hacer una mujer si no tiene una historia correcta de sus seis más recientes ciclos fértiles o acaba de dejar de usar un método hormonal anticonceptivo? En cualquiera de estas situaciones, ella no tiene la información apropiada para usar la Regla de los 21 Días. Para ser más conservadora y segura, la mujer se debe considerar fértil desde el primer día de su sangrado menstrual hasta que la fase infértil después de la ovulación comience. Una vez que tenga seis ciclos anotados, la Regla de los 21 Días se puede usar para determinar los días seguros temprano en el ciclo fértil.

Sin embargo, algunas mujeres encuentran que esperar seis ciclos no es satisfactorio. Ellas quisieran tener relaciones sexuales seguramente antes de la ovulación aunque no puedan usar la Regla de los 21 Días. Estas mujeres escogen usar las Reglas del Día Seco o la de la Menstruación. En otras palabras, ellas pueden tener relaciones sexuales durante los primeros cinco días

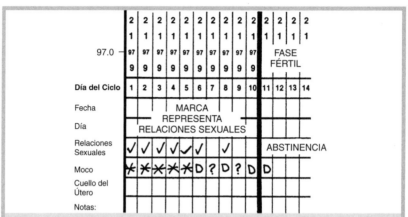

Fig. 27: La Regla de los 21 Días, Regla de la Menstruación y Regla del Día Seco

Los últimos seis ciclos de Naomi fueron de 31 días. Por lo tanto su fase infértil antes de la ovulación es de 10 días (31 – 21 = 10). Puesto que Naomi quiere minimizar la posibilidad de un embarazo mientras tiene relaciones sexuales antes de la ovulación, ella combinó el uso de las Reglas de los 21 Días, Menstruación y Día Seco. Siguiendo la Regla de la Menstruación, ella puede tener relaciones sexuales en cualquier momento del día durante los primeros 5 días de su ciclo.

En el día 6, ella experimentó un día seco. Usando la Regla del Día Seco, ella tuvo relaciones sexuales esa noche. Ella sintió una sensación húmeda y miro un poco de flujo en la mañana, de modo que se abstuvo durante el día 7 para permitir que el semen saliera del área vaginal. En el día 8, ella continuó absteniéndose hasta que estuvo segura que todo el día fue un día seco otra vez. Porque lo fue, ella tuvo relaciones sexuales esa noche.

Ella se abstuvo el día 9 otra vez y porque el día 10 fue seco todo el día, todavía era seguro tener relaciones sexuales. Ella no tuvo relaciones ese día y el día 11 fue otro día seco. De todos modos, recordemos que ella quiere seguir la Regla de los 21 Días. De acuerdo con la Regla de los 21 Días, su fase fértil ya había comenzado el día 11. Esto significa que aunque experimentó un día seco el día 11, ella escogió seguir la Regla de los 21 Días que es más conservadora. Puesto que su fase infértil termina el día 10 de acuerdo con la Regla de los 21 Días, su ciclo fértil comenzó el día 11 y ella comenzó a abstenerse de tener relaciones en este día.

del ciclo. Una vez que el sangrado termine, ellas comienzan a observar su moco cervical. Si no hay moco presente durante todo el día, y las sensaciones vaginales son secas, ellas pueden tener relaciones sexuales en la noche de cada día seco. Ellas entonces continúan usando la Regla del Día Seco hasta que la producción de moco comience. Una vez que se observe moco y/o las sensaciones vaginales ya no sean secas, la fase fértil ha comenzado. La abstinencia debe seguir hasta el comienzo de la fase infértil después de la ovulación.

Reglas de Planificación Familiar Natural Usadas para Determinar la Fase Infértil después de la Ovulación

Hay dos reglas que pueden ser usadas para determinar cuándo la fase fértil termina y la fase infértil comienza. Una regla es usada con el moco, la otra con la temperatura basal del cuerpo.

La Regla del Último Día Húmedo (Usada con el Moco)

LA FASE INFÉRTIL DESPUÉS DE LA OVULACIÓN COMIENZA EN LA NOCHE DEL CUARTO DÍA DESPUÉS DEL ÚLTIMO DÍA CUANDO LA MUCOSIDAD HÚMEDA, RESBALOSA Y ELÁSTICA, Y LAS SENSACIONES VAGINALES RESBALOSAS Y LUBRICADAS HAN SIDO EXPERIMENTADAS—CUALQUIERA SEA LA ÚLTIMA. (ÉSTA TAMBIÉN ES CONOCIDA COMO LA REGLA DEL DÍA CÚSPIDE.)

Como sabe, en algún momento después de la ovulación, la mucosidad cervical pierde su calidad resbalosa, elástica y húmeda, y las sensaciones vaginales resbalosas y lubricadas desaparecen. Ésta es la forma en que el moco manda una señal de que la ovulación ha ocurrido. Mucosidad resbalosa y elástica ya no se puede observar, pero a veces el área vaginal todavía se siente resbalosa y lubricada por uno o dos días. El último día de sensaciones vaginales resbalosas y lubricadas y/o mucosidad húmeda, elástica y resbalosa (cualquiera que sea la que se experimente último) ha sido tradicionalmente llamado el **"día cúspide"** por muchos que trabajan en el área de la PFN. Sin embargo, algunos argumentan que este nombre es confuso porque la palabra "cúspide" típicamente significa "la más alta" o "la mayor" y el día cúspide NO es el día de más moco resbaloso o elástico o de la mayor cantidad de moco. No es el día de más sensaciones vaginales resbalosas tampoco. Puede que ni sea el día de mayor fertilidad. Puede ser que sí, pero no para todas mujeres. Entonces, en vez de "día cúspide" usaremos el término "**último día húmedo**" para decir simplemente el *último* día que la mujer observa señales de fertilidad en su moco y sensaciones vaginales.

¿Puede el último día ser identificado con anterioridad? No, desafortunadamente no se puede predecir con anterioridad. El último día húmedo solo puede ser identificado después que ha pasado. Por ejemplo, una mujer puede tener moco resbaladizo, elástico y húmedo, y sensaciones vaginales resbalosas y lubricadas de lunes a viernes; el sábado, su moco ya no es húmedo y elástico y sus sensaciones vaginales ya no son húmedas y resbalosas tampoco. Esto significa que el viernes fue su último día húmedo.

Una palabra más sobre las sensaciones vaginales: Como probablemente ha notado, continuamente reforzamos poner atención a las sensaciones vaginales. Recuerde que estas sensaciones reflejan la calidad del moco presente. Mucosidad húmeda causa una

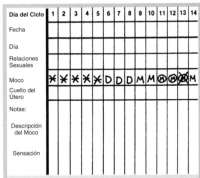

Fig. 28: Identificando el último día húmedo

Joanne ha anotado 5 días de su sangrado menstrual. Una vez que dejó de sangrar, ella empezó a observar el moco vaginal. En los días 6, 7 y 8 no se observo moco vaginal y la vagina se sentía seca, ella los antó como días secos. En los días 9 y 10, ella experimentó un moco vaginal pastoso y pegajoso, y una sensación vaginal seca.

Joanne empezó a producir un moco vaginal húmedo, resbaloso y elástico el día 11. Éste continuó hasta el día 13. El día 14 ella notó que la sensación húmeda y resbalosa de la vagina y el moco resbaloso ya no estaban presentes. Su área vaginal se sentía seca y ella observo el moco pastoso y pegajoso. En este punto, ella pudo regresar al día 13, su último día del moco resbaloso y elástico, y marcarlo como su último día húmedo. La X en la Ⓜ representa el último día húmedo.

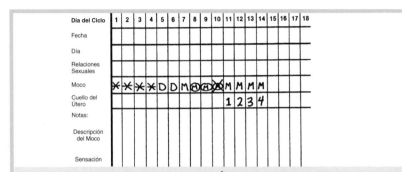

Fig. 29: La Regla del Último Día Húmedo

Marlene ya no experimentaba las sensaciones vaginales resbalosas el día 11 de su ciclo, y su moco vaginal se sentía menos húmedo y resbaloso que en los días 8, 9 y 10. Por esta razón, ella podía marcar el día 10, el último día del moco húmedo y resbaloso, como su último día húmedo. Marlene entonces podía aplicar la Regla del Último Día Húmedo porque ella experimentó 4 días consecutivos de moco vaginal pegajoso y pastoso y una sensación vaginal pegajosa después de su último día húmedo. Su fase infértil después de la ovulación comenzó la noche del día 14 de su ciclo.

sensación vaginal húmeda; moco resbaladizo causa una sensación resbalosa; y la ausencia total de moco, o moco pegajoso, pastoso y migajoso causa una sensación vaginal seca o pegajosa.

Si usted siente sensaciones húmedas y resbalosas, pero no ve más mucosidad resbalosa, su último día todavía no ha ocurrido. Usted ha experimentado su *último día húmedo* solo cuando ambas la mucosidad y las sensaciones vaginales ya no son húmedas, resbalosas o lubricadas.

Una vez que el último día húmedo es determinado, la regla se puede aplicar.

Recuerde, la ovulación puede ocurrir en cualquier momento hasta tres días antes del último día húmedo a un día después del último día húmedo. Esperar hasta la noche del cuarto día para reasumir las relaciones sexuales provee suficiente tiempo para la salida y la vida del huevo. Cuando la fase infértil comienza, usted ya no tiene que observar su moco.

¡No es el último día húmedo! Ocasionalmente, la mujer experimenta la reaparición de mucosidad resbalosa, elástica y húmeda después que ha

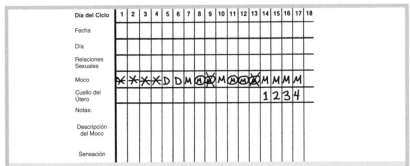

Fig. 30: Identificando el verdadero último día húmedo

Ruth pensaba que su último día húmedo había ocurrido el día 9 de su ciclo, puesto que el día 10 ella experimentó un moco vaginal pegajoso y pastoso con una sensación vaginal seca. Sin embargo, mientras esperaba que pasaran los 4 días, ella notó la aparición de moco vaginal húmedo y resbaloso el día 11 y su vagina se sentía resbalosa. Ella pensó que, o había cometido un error identificando su último día húmedo o tal vez ella estaba ovulando más tarde de lo usual.

Ruth continuó absteniéndose de tener relaciones sexuales hasta que la producción del moco vaginal húmedo y resbaloso cesara y su vagina no se sintiera húmeda y resbalosa. Ella después identificó su último día húmedo el día 13. Esta vez, ella estuvo correcta porque experimentó moco vaginal pegajoso y pastoso y su vagina se sentía seca durante 4 días consecutivos. Por lo tanto, de acuerdo con la Regla del Último Día Húmedo, su fase infértil comenzó la noche del día 17 de su ciclo.

identificado lo que creía ser su último día húmedo. Ella sabrá que no era en realidad su último día húmedo porque en vez de tener cuatro días de mucosidad pegajosa, pastosa y migajosa y/o días secos seguidos, la mucosidad húmeda, y/o elástica y resbalosa reaparece. Si esto pasa, absténgase de tener relaciones sexuales hasta que el verdadero último día húmedo es identificado, y las sensaciones vaginales y moco ya no son resbalosos y húmedos, y el moco ya no es elástico por cuatro días seguidos.

Hay dos razones comunes por las que esto ocurre. La primera, y más común, una mujer comete un error en identificar su último día húmedo. Esto ocurre más comúnmente cuando alguien está comenzando a aprender sobre los cambios de su mucosidad.

Entre más experiencia tenga una mujer en las observaciones de su moco, menor será la posibilidad de que identifique su último día húmedo incorrectamente. Hay otra razón, sin embargo, por la que la mujer puede pensar que experimentó su último día húmedo cuando no es ese el caso. La ovulación puede retrasarse. Un retraso en la ovulación puede causar moco húmedo, resbaloso y sensaciones vaginales húmedas y resbalosas que van y vienen hasta que el huevo es finalmente soltado. Estas situaciones no deben ser un problema si dos puntos claves son recordados:

1. Siempre espere hasta la cuarta noche de mucosidad pegajosa, pastosa y migajada y/o un día seco después del último día húmedo para tener relaciones sexuales. Las sensaciones vaginales deben ser secas o pegajosas durante estos cuatro días.

2. Siempre espere a que se aplique la Regla del Cambio Térmico antes de tener relaciones sexuales nuevamente (lea abajo).

Su patrón de temperatura le puede ayudar mucho si éstas situaciones ocurren, puesto que el último día húmedo usualmente ocurre alrededor del mismo tiempo que el cambio térmico, a menudo, uno o dos días antes que el cambio ocurra. Esto significa que el comienzo de la fase infértil es a menudo el mismo cuando las Reglas del Cambio Térmico y del Último Día Húmedo son aplicadas. *Cuando éste no es el caso, se debe seguir la regla más conservadora antes de resumir las relaciones sexuales.*

Por ejemplo, si usted ha aplicado la Regla del Cambio Térmico y le da una fase infértil comenzando la noche del miércoles, y la Regla del Último Día Húmedo le da una fase infértil comenzado la noche del martes, no debe tener relaciones sexuales hasta el miércoles por la noche.

La Regla del Cambio Térmico (Usada con la Temperatura Basal del Cuerpo)

LA FASE INFÉRTIL DESPUÉS DE LA OVULACIÓN COMIENZA EN LA NOCHE DE LA TERCERA TEMPERATURA CONSECUTIVA ANOTADA SOBRE LA LÍNEA BASE.

La Regla del Cambio Térmico es la regla que se aplica a la temperatura basal del cuerpo. Es llamada la "Regla del Cambio Térmico" porque para usarla, usted debe medir un cambio o elevación en la temperatura basal del cuerpo, de temperatura baja experimentada antes de la ovulación a la más alta experimentada alrededor del tiempo de la ovulación. La temperatura basal del cuerpo se elevará usualmente 0.3°–1.0°F ó 0.15°–0.6°C más alta que la temperatura más baja anotada hasta este punto. Esto usualmente ocurre el mismo día o de uno a dos días después que el huevo es soltado.

Para aplicar la Regla del Cambio Térmico, siga estos pasos:

1. Cada mañana, tome su TBC como está descrito en el Capítulo 5. Después que anote las temperaturas de los días 1–10 de su ciclo, mire las temperaturas y localice la más alta que ha anotado.

2. Trace una línea en su gráfica que sea solamente 0.1°F ó 0.05°C sobre la temperatura más arriba que ha anotado durante los

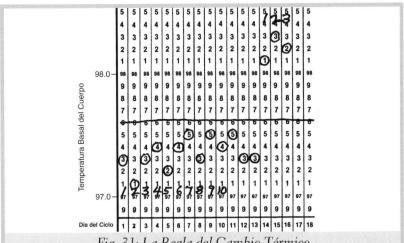

Fig. 31: La Regla del Cambio Térmico

La temperatura de Ann cambió a 98.1°F en el día 14 de su ciclo. Para dibujar la línea base, miramos las primeras 10 temperaturas. Luego encontramos la más alta de las 10 temperaturas. En este caso es de 97.5°F. Finalmente, añadiendo ¹⁄₁₀ de grado a 97.5°F, podemos dibujar la línea base a 97.6°F. Al esperar por tres temperaturas consecutivas para ser anotadas por encima de la línea base nos da una fase infértil comenzando en la noche del día 16 del ciclo.

primeros diez días de su ciclo de fertilidad. Esta línea es llamada la **línea base.**

3. Continúe tomándose la temperatura basal del cuerpo. En algún punto, la temperatura subirá más arriba de la línea base.

4. Una vez que esto ocurra, su fase infértil después de la ovulación comenzará en la noche del tercer día consecutivo de temperaturas anotadas más arriba de la línea base.

Es importante esperar por tres días de temperaturas altas para reasumir las relaciones sexuales porque la ovulación puede no ocurrir hasta el día después de la elevación en temperatura. Para ser más conservador, digamos que esto es cuando la ovulación ocurre en un ciclo en particular. El huevo sólo vivirá hasta 24 horas a menos que sea fer-

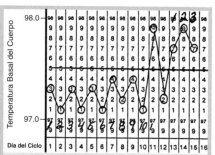

Fig. 32: Identificando el verdadero cambio térmico

La temperatura de María cambió a 97.9°F en el día 11 del ciclo. La línea base fue trazada a los 97.5°F, lo cuál es $\frac{1}{10}$ de grado más arriba de la más alta de las diez temperaturas bajas. Como puede ver, las temperaturas volvieron a bajar por debajo de la línea base en el día 12. Por lo tanto, tenemos que esperar hasta que el verdadero cambio térmico ocurra para determinar el comienzo de la fase infértil.

La temperatura de María se volvió a elevar en el día 13. Sabemos que éste es el verdadero cambio térmico porque la temperatura permanece por arriba de la línea base durante tres días consecutivos. Por lo tanto, en este ejemplo la fase infértil comienza en la noche del día 15 del ciclo.

tilizado. Al esperar para tener relaciones hasta la noche del tercer día le da suficiente tiempo para la liberación y ciclo de vida de uno, y probablemente dos huevos. Si no hay huevo presente, ¡no puede haber un embarazo!

Precaución: Si una de las temperaturas cae más abajo de la línea base, puede ser una señal de que la ovulación todavía no ha ocurrido. Por lo tanto, espere hasta que las temperaturas se eleven por encima de la línea base y después aplique la cuenta de tres días nuevamente.

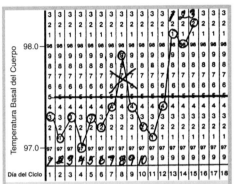

Fig. 33: *Falsa elevación*

La temperatura de Jane se eleva en el día 8. Debido a que la elevación ocurrió durante la parte temprana del ciclo fértil antes de que ella usualmente experimente su cambio térmico, ella sabía que esta elevación probablemente no era su verdadero cambio térmico. Ella también durmió de más esa mañana y se tomó la temperatura un par de horas más tarde de lo usual.

Ocasionalmente, alrededor del tiempo de la ovulación, usted puede observar una elevación en la temperatura y asumir que es su cambio térmico. Sin embargo, en vez de permanecer arriba de la línea base por tres días consecutivos, puede bajar de nuevo por debajo de la línea. Por lo tanto, la elevación de temperatura fue por otra razón y no la ovulación. Esto es llamado **una elevación falsa** (Figura 33). Una elevación falsa puede ser causada por dormir de más un día o por experimentar una de las situaciones discutidas en el Capítulo 7 que pueden causar una elevación inusual

En el día 9 de su ciclo, su temperatura bajó otra vez, probando que la TBC en el día 8 representaba una falsa elevación. Jane continuó tomándose la temperatura y encontró que cambió el día 13. Ella marcó la línea base $1/10$ de grado más arriba de las primeras 10 temperaturas altas de su ciclo antes de su cambio térmico. Puesto que la temperatura en el día 8 está inusualmente alta, ésta no será usada para marcar la línea base aunque fue contada como una de las diez temperaturas anotadas.

en la temperatura. Elevaciones falsas, como hemos discutido, no pueden ser aplicadas a la Regla del Cambio Térmico. Siempre use solo aquellas temperaturas altas que reflejan la temperatura basal del cuerpo correcta.

Una temperatura alta falsa también puede ocurrir temprano en el ciclo. Por ejemplo, digamos que la temperatura de una mujer se eleva anormalmente alta el día 7 del ciclo porque tuvo una mala noche. La temperatura regresa a su nivel normal bajo el día 8. Si esto pasa, la temperatura alta del día 7 no se usará para determinar la línea base.

Algunas mujeres experimentan altas temperaturas porque la progesterona, una hormona que produce calor, probablemente está todavía afectando la temperatura. Esto no sucede a menudo, pero es posible. Cuando termina el sangrado, las temperaturas han regresado al nivel bajo otra vez. Sin embargo, esto no afecta la habilidad de la mujer de aplicar la Regla del Cambio Térmico correctamente. Por ejemplo, si las primeras tres temperaturas del ciclo son altas, ella

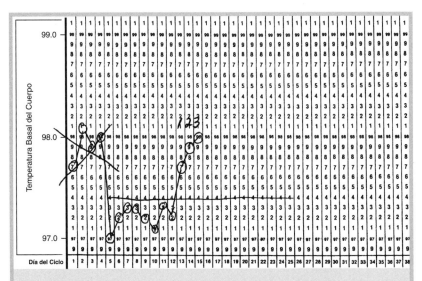

Fig. 34. Altas temperaturas durante el sangrado menstrual

Angela experimentó temperaturas desde 97.7–98.1°F durante los primeros cuatro días de su menstruación. Su temperatura bajo a 97.0°F en el día 5 y continuó baja hasta el día 10 del ciclo. La temperatura más alta anotada durante los días 5 al 10 fue de 97.3°F. Angela marco su línea base a 97.4°F y esperó hasta que experimentara tres temperaturas consecutivas arriba de la línea base. Esto ocurrió durante los días 13, 14 y 15 del ciclo. Su fase infértil después de la ovulación comenzó en la noche del día 15 del ciclo.

debe desecharlas y no usarlas para determinar la línea base. Su temperatura regresa a nivel bajo el día 4 y continúa baja hasta el día 10. Ella debe usar las temperaturas de los días 4 al 10 para trazar la línea base.

Ovulación Más Temprana de lo Usual

Cuando esté usando la Regla del Cambio Térmico, siempre esté consiente de la posibilidad de la ovulación temprana. La mujer que ovula temprano en su ciclo experimentará un cambio térmico antes de que 10 temperaturas hayan sido anotadas. Si ella está chequeando su moco y sensaciones vaginales, notará que ambos son húmedos y resbalosos. Cuando la temperatura sube, la mujer debe trazar la línea base 0.1°F sobre las temperaturas más altas anotadas hasta ese punto. Una vez que hace esto, la Regla del Cambio Térmico puede ser aplicada.

Por ejemplo, si usted experimenta un cambio térmico el día 9, trace una línea base 0.1°F ó 0.05°C sobre la temperatura normal baja más alta

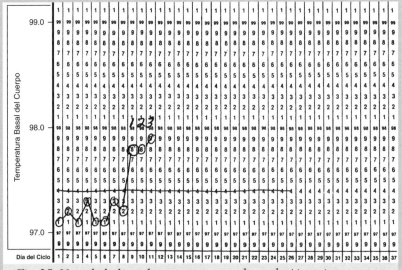

Fig. 35: *Usando la línea base para marcar la ovulación más temprana de lo usual*

normal anotada desde el día 1–8. Una vez que la línea base es trazada, continúe tomándose la temperatura. Una vez que tres temperaturas consecutivas han sido anotadas arriba de la línea base, la fase infértil después de la ovulación ha comenzado.

PARA REVISAR

❖ Encuentre la temperatura normal baja, más alta anotada durante los primeros diez días del ciclo fértil.

❖ Trace la línea base 0.1°F ó 0.05°C sobre la más alta de las diez temperaturas.

❖ Espere por tres días seguidos de temperaturas altas sobre la línea base.

❖ La noche del tercer día de temperaturas altas es el comienzo de la fase infértil después de la ovulación, y las relaciones sexuales pueden volver a comenzar hasta que el siguiente flujo menstrual comience.

❖ Puede guardar su termómetro después del comienzo de la fase infértil

Anotar en la gráfica su temperatura basal del cuerpo es una forma exacta de determinar que ya ha ovulado y no puede quedar embarazada. Recuerde que la temperatura se eleva alrededor del tiempo de la ovulación. Por lo tanto, hace sentido usar el cambio de temperatura en combinación con los cambios del moco cervical para así ser lo más exacto posible en determinar el comienzo de la fase infértil después de la ovulación. Otra ventaja de usar la temperatura basal del cuerpo es que le puede ayudar a asegurarse que ha identificado su último día húmedo correctamente. Cuando aplica ambas, la Regla del Cambio Térmico y la Regla del Último Día Húmedo, recuerde seguir la regla más conservadora.

Otro ejemplo de aplicar la Regla del Cambio Térmico y la Regla del Último Día Húmedo juntas se puede encontrar en la Figura 36.

Resumen de los Tiempos Fértiles e Infértiles del Ciclo de Fertilidad

La fase infértil antes de la ovulación incluye:

1. el flujo menstrual

2. días que son secos (no hay moco presente y la sensación vaginal es seca)

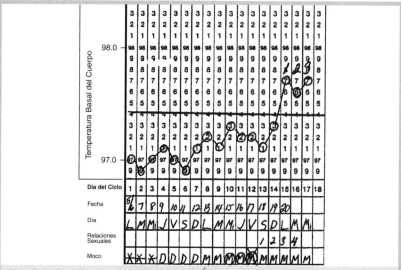

Fig. 36: *Combinando la Regla del Último Día Húmedo y la Regla del Cambio Térmico*
(Siempre use la regla más conservadora)

Sheri aplicó ambas Reglas la del Último Día Húmedo y la del Cambio Térmico. La Regla del Último Día Húmedo le dio una fase infértil comenzando la noche del día 16. Sin embargo, la Regla del Cambio Térmico le dio una fase infértil comenzando en la noche del día 17. Para estar segura, Sheri usó la regla más conservadora—en este caso, la Regla del Cambio Térmico—y su fase infértil comenzó en la noche del día 17.

3. días en que el cuello del útero está bajo, firme y cerrado

4. temperaturas básales bajas, con la posible excepción de unas pocas temperaturas altas que pueden ocurrir durante la menstruación

La fase fértil incluye:

1. todos los días de mucosidad hasta que la Regla del Último Día Húmedo es aplicada

2. días en que el cuello del útero está elevado en el canal vaginal y está suave y abierto

3. la elevación de la temperatura basal del cuerpo de los niveles bajos a los niveles altos hasta que la Regla del Cambio Térmico es aplicada

La fase infértil después de la ovulación incluye:

1. días cuando el moco es pastoso, pegajoso y migajoso y/o días que son completamente secos (note que cómo discutimos anteriormente, algunas mujeres experimentan flujo húmedo poco antes de que el sangrado menstrual comience. Éste no es un tipo de moco fértil, es solo un líquido que sale del tejido del útero a medida que pasa por los cambios que llevarán a la menstruación)

2. días en los cuales el cuello del útero está bajo, firme y cerrado

El Patrón Básico del Moco Infértil

Discutimos el concepto del patrón básico de infertilidad (PBI) cuando discutimos patrones normales de mucosidad en el Capítulo 5. Éste es el patrón que le revela al cuerpo de la mujer cuándo es probable que esté experimentando un tiempo infértil antes de la ovulación. Para muchas mujeres, el PBI es uno de días secos. Sin embargo, hay algunas mujeres que siempre ven moco tan pronto como termina su flujo menstrual, en vez de experimentar días secos. Estas mujeres tienen el mismo tipo de moco todos los días durante la fase infértil antes de la ovulación. El moco no se siente húmedo y resbaloso y las sensaciones vaginales son secas o pegajosas. Esta situación de moco que no cambia y sensaciones vaginales que no tienen ninguna característica clásica de fertilidad es el patrón básico de infertilidad para estas mujeres. Puesto que no hay días secos durante la fase infértil antes de la ovulación, la Regla del Día Seco es aplicada al PBI de moco y sensaciones vaginales que no cambian. En otras palabras, por el hecho de que la mujer no tiene días secos pero en cambio tiene moco que no cambia, estos días de moco que no cambia son usados como si fueran días de moco seco o días sin moco.

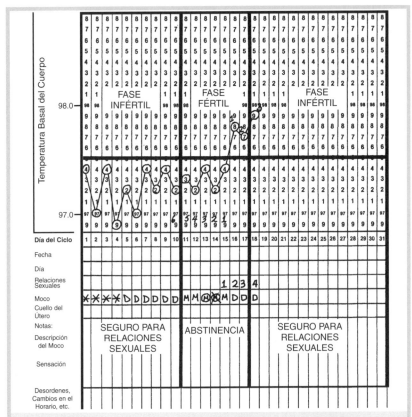

Fig 37: Los tiempos fértiles e infértiles del ciclo fértil

Los últimos seis ciclos fértiles de Angela fueron de 31 días. Por lo tanto, de acuerdo con la Regla de los 21 Días, su fase infértil antes de la ovulación es de 10 días. (31 – 21 = 10) Dependiendo de que tan conservador sea el método de PFN que ella quiera usar, ella puede usar la Regla de los 21 Días para guiarla en cuando puede tener relaciones sexuales antes que su fase fértil comience y en tener relaciones sexuales cuando ella desee durante esta fase. Ella puede ser más conservadora y usar la Regla de los 21 Días con la Regla de la Menstruación (los primeros 5 días). Su fase fértil comenzó en el día 11 de su ciclo por determinación de la Regla de los 21 Días. Ella comenzó a abstenerse de tener relaciones ese día.

Al aplicar la Regla del Cambio Térmico y la Regla del Último Día Húmedo, ella puede volver a tener relaciones sexuales en la noche del día 18. Ella puede tener relaciones cuando quiera e incluyendo el día 31.

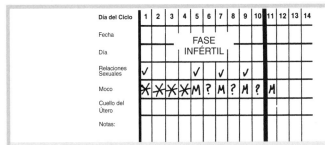

Fig. 38: El patrón básico del moco infértil

Cheryl ha observado el mismo tipo de moco todos los días por seis días después de que su menstruación terminó. Puesto que ella siente que ha adquirido la experiencia necesaria para tener confianza con la observación del moco vaginal, ella usó los días de moco vaginal sin cambio (o su patrón básico de infertilidad) como si fueran días secos. Su fase fértil comenzó el día 11 de su ciclo porque su moco vaginal cambió. Se puso ligeramente húmedo, indicando la cercanía de la ovulación.

Note que hay varios signos de pregunta "?" en las casillas del moco vaginal en los días después que Cheryl tuvo relaciones sexuales. Esto es porque ella tuvo un flujo húmedo que pudo haber sido moco vaginal o semen. Ella entonces tuvo que abstenerse de tener relaciones sexuales por 24 horas para ver si su patrón básico de infertilidad regresaba antes de tener relaciones sexuales otra vez.

Por lo tanto, para las mujeres que nunca experimentan días secos, las relaciones sexuales pueden ocurrir en la noche de cualquier día que haya moco que no cambia o sensaciones vaginales que no cambian.

Estas mujeres deben tener cuidado de estar al pendiente de cualquier cambio en su patrón básico de infertilidad. *Si el moco o las sensaciones vaginales cambian de cualquier manera, esto puede indicar que la ovulación se aproxima.* Si el moco cambia y/o las sensaciones vaginales cambian, la fase fértil ha empezado y la abstinencia debe comenzar.

Precaución: La mujer puede necesitar observar su mucosidad por dos o más ciclos de fertilidad para desarrollar la experiencia necesaria para usar esta regla.

Si desea usar la regla de planificación familiar natural bien, es importante hacer lo siguiente:

❖ observe sus señales de fertilidad con exactitud

❖ anote con exactitud en su gráfica sus señales de fertilidad y cambios

❖ siga las reglas como han sido explicadas

Alternativas del Método Sintotérmico

Como explicamos en el Capítulo 2, el método sintotérmico de planificación familiar natural combina la observación del moco, la temperatura basal del cuerpo y otras señales de fertilidad. Las alternativas básicas para las parejas que están usando este método son:

ANTES DE LA OVULACIÓN:

1. La pareja puede abstenerse durante el sangrado menstrual (La Regla de la Abstinencia Menstrual)

   o

   tener relaciones durante los primeros cinco días del ciclo fértil si la ovulación ha ocurrido en el ciclo anterior. (la Regla de la Menstruación, página 100). Una pareja puede también tener relaciones en la noche de un día seco (la Regla del Día Seco, página 96) o en un día de moco sin cambio (para las mujeres que tienen un patrón de infertilidad básico de moco sin cambio). Estas reglas se pueden usar con o sin la Regla de los 21 Días (página 101).

2. La fase fértil comienza cuándo:

   – cualquier tipo de moco y/o sensaciones vaginales húmedas y resbalosas se experimentan (la Regla de la Mucosidad Temprana, página 98); o

   – la Regla de los 21 Días se aplica (página 101)

   Si la mujer está usando la Regla del Moco Temprano y la Regla de los 21 Días juntas, debe seguir la regla más conservadora.

Si la mujer usualmente tiene un patrón básico de infertilidad de moco que no cambia, su fase fértil comenzará cuando experimente cualquier tipo de cambio en su moco y/o sensaciones vaginales.

DESPUÉS DE LA OVULACIÓN

3. Las Reglas del Último Día Húmedo (página 109) y del Cambio Térmico (página 113) deben ser aplicadas y la regla más conservadora debe ser seguida.

Para un ejemplo de una gráfica de fertilidad en la que todas estas reglas han sido seguidas, vea la Figura 39 en la siguiente página.

Usando el Método del Moco Cervical para Prevenir Embarazos

Algunas mujeres no pueden o no quieren observar su temperatura basal del cuerpo y en cambio escogen seguir los cambios en su moco cervical para prevenir embarazos. Aunque este libro está primordialmente devoto a discutir el método sintotérmico, nos gusta introducir esta opción de planificación familiar porque el uso del moco cervical para evitar embarazos es un método efectivo de planificación familiar natural. Si usted quiere usar el método del moco cervical, le aconsejamos que lea *The Ovulation Method* (El Método de la Ovulación) por el Dr. John J. Billings, y que asista a un programa sobre el método del moco cervical en su área. También hay un lugar cibernético del Método Billings al que puede tener acceso en www.billingsmethod.com.

Las Reglas del Método del Moco Cervical

Las reglas más conservadoras para usar con la observación del moco son:

Regla Número 1—La Regla de la Abstinencia Menstrual

LAS RELACIONES SEXUALES DEBEN SER EVITADAS DURANTE EL SANGRADO MENSTRUAL.

Esta regla existe primordialmente por la posibilidad de que la ovulación puede ocurrir cerca del tiempo cuando la menstruación termina, y

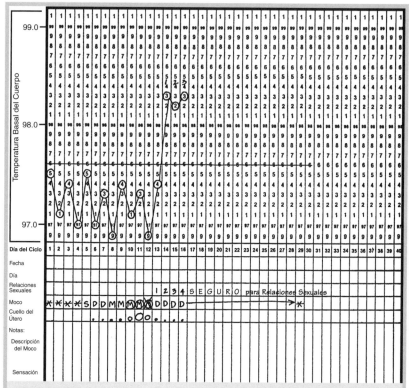

Fig. 39: Reglas de todas las fases infértiles después de la ovulación

Kim observó su moco vaginal, cuello del útero y temperatura basal del cuerpo, y aplicando todas las reglas vio que su fase infértil comenzó en la noche del día 16. Puesto que su ciclo menstrual fue de 30 días, ella puede tener relaciones sexuales sin peligro desde la noche del día 16 hasta e incluyendo el día 30. Durante estos días ella no tiene que observar sus señales de fertilidad.

durante la menstruación, y la mujer puede encontrar difícil evaluar el moco cervical y las sensaciones vaginales.

Es también importante notar que la mujer puede asumir que está menstruando pero en cambio está experimentando sangrado por varias otras razones, como la ovulación, una falta de equilibrio hormonal o un problema en los órganos reproductivos. Si la ovulación está ocurriendo o está por ocurrir y la pareja tiene relaciones sexuales, un embarazo puede resultar. (Si la mujer experimenta sangrado que ella siente que no es debido a la menstruación, es importante discutirlo con su médico.)

OPCIÓN PARA LA REGLA NÚMERO 1—LA REGLA DE LA MENSTRUACIÓN: Las relaciones sexuales pueden ocurrir durante los primeros cinco días del ciclo fértil si la mujer ha podido aplicar exitosamente la Regla del Último Día Húmedo el ciclo anterior y éste pareció ser normal para ella.

Regla Número 2—La Regla del Día Seco

LAS RELACIONES SEXUALES PUEDEN OCURRIR EN LA NOCHE DE CUALQUIER DÍA SECO DURANTE LA FASE INFÉRTIL ANTES DE LA OVULACIÓN.

Ésta es la misma Regla del Día Seco explicada en nuestra discusión del método de las reglas sintotérmicas.

OPCIÓN PARA LA REGLA NÚMERO 2: Si el día después de tener relaciones sexuales es seco durante todo el día, no debe haber abstinencia y la pareja puede tener relaciones sexuales de nuevo esa noche.

Regla Número 3—La Regla del Moco Temprano

LA FASE FÉRTIL SIEMPRE COMIENZA EL PRIMER DÍA QUE CUALQUIER TIPO DE MOCO ES OBSERVADO Y/O SENSACIONES VAGINALES HÚMEDAS Y RESBALOSAS SE EXPERIMENTAN. . .

. . . a menos que el patrón básico de infertilidad de la mujer sea de moco que no cambia con sensaciones vaginales secas o pegajosas. En este caso, la fase fértil comienza en el primer día en el que cualquier cambio del patrón de moco infértil es observado y sentido. Para la mujer que tiene días secos después que termina su menstruación, su fase fértil comienza aunque el moco pegajoso, pastoso y migajoso esté presente. Ésta es todavía una indicación de que la mujer probablemente haya entrado en la fase fértil. Recuerde que aunque típicamente este moco es de tipo infértil, cuando es visto antes de la ovulación, después de que se han experimentado días secos, esto puede ser una señal de que el moco húmedo, resbaloso y elástico está comenzando a ser producido en el cuello del útero pero no ha bajado hasta la abertura vaginal donde se puede ver. Consecuentemente, las relaciones sexuales durante este tiempo pueden resultar en un embarazo.

¿Cuál es la posibilidad de un embarazo cuando se tienen relaciones sexuales en los días en que el moco pegajoso, pastoso y migajoso es observado? No sabemos la respuesta a esta pregunta en este momento. Algunas fuentes dicen que las posibilidades son muy pequeñas. Sin embargo, un número actual de embarazos basado en parejas que tienen relaciones sexuales cuando este tipo de moco está presente antes de la ovulación no ha sido determinado. Por lo tanto, si quiere la forma más conservadora, absténgase todos los días comenzando con el primer día que cualquier tipo de moco aparece, y continúe hasta que la fase fértil termine.

Regla Número 4—La Regla del Último Día Húmedo

LA FASE INFÉRTIL DESPUÉS DE LA OVULACIÓN COMIENZA EN LA NOCHE DEL CUARTO DÍA DESPUÉS QUE EL ÚLTIMO DÍA DE MOCO HÚMEDO, RESBALOSO Y ELÁSTICO, Y SENSACIONES VAGINALES RESBALOSAS Y LUBRICADAS HAYAN SIDO EXPERIMENTADAS—CUALQUIERA SEA LA ÚLTIMA. (ESTO TAMBIÉN SE LE CONOCE COMO LA REGLA DEL DÍA CÚSPIDE.)

Esta regla es usada para determinar el comienzo de la fase infértil después de la ovulación.

Aplicando las Reglas de Planificación Familiar Natural Sintotérmicas

Antes de que empiece a anotar sus propios ciclos en su gráfica, tal vez quiera revisar la gráfica de Alicia en la siguiente página cuidadosamente. También, una explicación completa de las reglas de PFN que ella siguió durante su ciclo y el por qué pueden ser encontradas en las páginas 129–131.

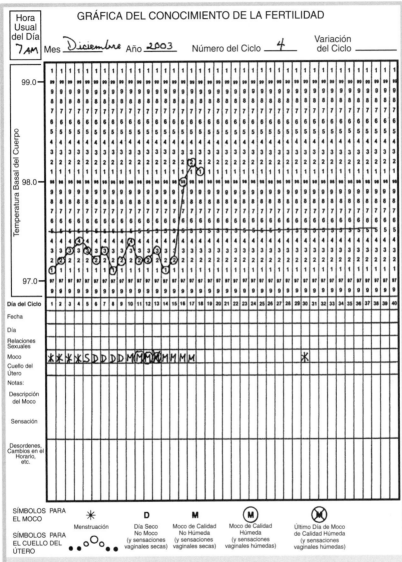

Fig. 40: *Ejemplos de las Reglas de la Menstruación, Día Seco, Moco Vaginal, Último Día Húmedo y Cambio Térmico*

Alicia ha estado anotando su moco vaginal y su temperatura por tres ciclos. Antes de estos tres ciclos, ella nunca había tenido un record de qué tan largos eran sus ciclos, pero creía que eran de aproximadamente 28 días. Sus

(continúa)

últimos tres ciclos han sido de 28 – 32 días. Ella usualmente toma su temperatura a las 7:00 a.m. En su último ciclo, Alicia sabía que estaba ovulando porque tuvo una elevación en su temperatura y pudo aplicar la Regla del Cambio Térmico. Ella también experimentó un último día húmedo y aplicó la Regla del Último Día Húmedo.

1. ¿Puede Alicia tener relaciones sexuales durante su sangrado menstrual? Sí, puesto que ella aplicó la Regla del Último Día Húmedo y la Regla del Cambio Térmico en el ciclo fértil previo, ella sabe que el sangrado que ella experimenta durante este ciclo es realmente debido a su menstruación. Por lo tanto, ella puede tener relaciones durante los días 1–5 de su ciclo (la Regla de la Menstruación).

2. ¿Puede Alicia aplicar la Regla de los 21 Días para determinar qué tan largo es su tiempo de infertilidad antes de la ovulación? No, porque ella no tiene conocimiento preciso de que tan largo ha sido su ciclo por los últimos seis ciclos.

3. Si Alicia tuviera relaciones sexuales en el día 5 de su ciclo (el cuál es también un día seco), ¿podría ella tener relaciones el día 6? Sí, si ella no observó ningún moco cervical y después tuvo sensaciones vaginales secas durante el día 6, entonces ella puede tener relaciones sexuales esa noche. Si Alicia experimenta otro día seco en el día 7 de su ciclo, ella puede tener relaciones sexuales esa noche. Si tuvo relaciones sexuales y el día 8 fue seco, ella puede tener relaciones sexuales otra vez en la noche del día 8. Recuerde, si Alicia hubiera experimentado un flujo vaginal en el día después de tener relaciones, ella tendría que abstenerse por 24 horas para saber si el flujo fue semen, moco vaginal o ambos. Si después de 24 horas de abstinencia ella experimenta otro día seco, ella puede tener relaciones sexuales esa noche.

4. ¿Cuándo comienza la fase fértil? Comienza en el día 10 del ciclo, puesto que es cuando Alicia experimentó moco vaginal. Aunque no era moco húmedo y ella no tuvo una sensación vaginal húmeda y/o resbalosa, ella sabe que el moco húmedo puede estar arriba en el cuello del útero. Ella también sabe que al moco húmedo le puede tomar un día en pasar por la abertura vaginal, donde ella lo puede ver.

5. ¿Cuándo termina la fase fértil? Para determinar esto, necesita identificar el último día húmedo. Esto fue el día 13 del ciclo. Recuerde que el último día húmedo es el último día de moco vaginal húmedo y elástico, y sensaciones vaginales húmedas y resbalosas. Para aplicar la Regla de Último Día Húmedo, Alicia debe continuar absteniendose hasta cuatro días de moco

(continúa)

vaginal seco y/o días secos con sensaciones vaginales secas y pegajosas después del último día húmedo. La fase fértil termina en la noche del cuarto día después del último día húmedo, el cuál, en este caso, es el día 17 del ciclo. Relaciones sexuales pueden ocurrir en la noche del cuarto día y continuar hasta el fin del ciclo.

Alicia debería aplicar también la Regla del Cambio Térmico para saber cuando su fase fértil ha terminado. Para esto, ella primero necesita marcar su línea base 0.1°F ó 0.05°C arriba de la temperatura más alta anotada durante los primeros 10 días de su ciclo. Una vez que esto está hecho, ella debe estar segura de que ha anotado tres temperaturas consecutivas que están arriba de la línea base. La fase infértil comienza en la noche de la tercera temperatura alta anotada arriba de la línea base. En este caso, la noche de la tercera temperatura alta fue anotada en el día 18 del ciclo.

La Regla del Último Día Húmedo muestra que la fase infértil comienza en la noche del día 17, pero la Regla del Cambio Térmico muestra que la fase infértil comienza en la noche del día 18. Sin embargo, para ser más conservadora, la fase infértil comienza en la noche del día 18. Las relaciones sexuales pueden ocurrir esa noche y pueden continuar cualquier día, a cualquier hora, hasta que la menstruación comience otra vez. Alicia puede dejar de observar sus señales de fertilidad el día 19 hasta que el nuevo ciclo comience. Cuando Alicia ha anotado seis ciclos, ella puede escoger usar la Regla de los 21 Días con o sin chequear el moco vaginal.

¿Cuándo Puede Comenzar a Usar estas Reglas para Prevenir Embarazos?

Durante el primer ciclo de observar y anotar en su gráfica, usted puede usar estas reglas para determinar la fase infértil después de la ovulación. Sin embargo, esto se puede hacer *solamente* si usted siente que ha observado y anotado sus señales de fertilidad cuidadosamente y ha aplicado la Regla del Último Día Húmedo, la Regla del Cambio Térmico o ambas reglas correctamente. Si usted no siente confianza en usar el método, espere por lo menos otro ciclo de fertilidad, hasta que se sienta más cómoda con su propio patrón de fertilidad, antes de aplicar estas reglas. Usted debe sentirse confiada que está siguiendo las instrucciones para chequear y anotar en la gráfica apropiadamente, y aplicar las reglas correctamente, antes de asumir que ya no está fértil y volver a tener relaciones sexuales.

10

Circunstancias Especiales: Los Años Avanzados, Dar de Mamar, Enfermedades, Etc.

No es poco común que hagamos planes que tienen que ser cambiados a última hora. Sin embargo, el cambio no necesariamente debe arruinar nuestro día si permitimos que pase.

Esto es cierto sobre el ciclo de fertilidad. La planificación familiar natural puede ser usada exitosamente con el ciclo ovulatorio normal, y si algo ocurre que causa un cambio en el ciclo o en los patrones de las señales de fertilidad, las reglas de PFN pueden todavía ser seguidas para evitar embarazos.

Cualquier situación que causa un cambio en su ciclo de fertilidad o en los patrones de la señales de fertilidad es llamada una circunstancia especial.

Si ocurre una circunstancia especial, usted puede a menudo continuar usando sus señales de fertilidad exitosamente para evitar embarazos conociendo que es lo qué debe observar y usando las reglas para circunstancias especiales explicadas en este capítulo.

Las circunstancias especiales incluyen:

* fiebre

* dar de mamar

* estrés

* quistes en los ovarios

* uso anterior de pastillas anticonceptivas

* cambios en el régimen de ejercicios

* cambios en la dieta

* viajar

* enfermedad

* perimenopausia

Tendremos una discusión en detalle de cada uno de los diferentes tipos de circunstancias especiales después en el capítulo. Primero, haremos un bosquejo sobre las circunstancias especiales y el uso de la PFN. El aprender como usar la PFN en circunstancias especiales es, para muchos, el aspecto más difícil de la PFN. Por lo tanto, le ayudaremos a entender cómo lidiar con ellas, discutiendo solamente unas pocas de las circunstancias especiales más comunes. Más tarde, exploraremos algunas de las otras circunstancias especiales y los patrones de las señales de fertilidad.

Las circunstancias especiales pueden ser separadas en dos categorías:

1. Circunstancias que pueden cambiar el patrón normal de la TBC, y/o el moco cervical y las sensaciones vaginales. Éstas incluyen circunstancias que causan que la TBC sea anormalmente alta, tales como enfermedades que causan fiebre, o circunstancias que causan que el moco cervical tenga una apariencia anormal, tales como una infección vaginal.

2. Circunstancias que paran la ovulación por un tiempo o causan ovulación temprana o tardía. Éstas pueden incluir cualquier cosa y casi todo en la vida. De hecho, todas las circunstancias especiales que listamos anteriormente pueden afectar el tiempo de la ovulación.

Las circunstancias más comunes que pueden afectar su patrón de TBC son situaciones típicas de la vida, tales como un resfrío, una gripe o cualquier problema de salud que cause fiebre. La TBC se puede elevar por otras situaciones de la vida también, tales como pasar por un tiempo estresante que interrumpa su patrón normal de dormir o estar en el tiempo de la perimenopausia y experimentando una elevación en la temperatura del cuerpo en diferentes tiempos del día y/o la noche.

No necesita dejar de anotar en su gráfica su TBC para prevenir un embarazo durante un ciclo en el que ha tenido fiebre o ha experimentado temperaturas altas por cualquier otra razón. Si ve que su temperatura se eleva más alto de lo usual o se eleva antes de lo esperado (aunque no se sienta enferma), necesita observar este cambio inesperado cuidadosamente. Si la temperatura se eleva a más de 99°F medido por el termómetro de TBC, es importante continuar tomándose la temperatura con un termómetro para fiebre una vez por la mañana y otra por la tarde hasta que la fiebre no esté presente. Debe cambiar a tomarse la temperatura con un termómetro de fiebre, ya que éste mide la temperatura del cuerpo hasta 108°F. Las marcas en el termómetro de temperatura basal del cuerpo solo suben hasta 100°F. Usted no podrá saber que tan alta es su fiebre si usa el termómetro basal. Éste incluso se puede quebrar si usted intenta usarlo para medir temperaturas inusualmente altas.

La temperatura inusualmente alta debe ser anotada en la gráfica del conocimiento de la fertilidad en una forma especial cada día que esté presente. Si la temperatura es más alta que la que está anotada en la gráfica (la gráfica solo sube hasta 99°F), se debe trazar una línea desde la última temperatura basal normal hasta la parte superior de la gráfica (Figura 41). Cada día que la temperatura permanezca "fuera de la gráfica", debe ser anotada en la columna de "Notas". Si su TBC está alta por una fiebre, por supuesto, ésta volverá a la normalidad cuando la fiebre se acabe. Si su TBC está alta por otras razones de la vida, es difícil saber cuando regresará a su normalidad. Si la elevación de la temperatura se debe a estrés, el factor determinante es la forma en la cual se lidia con el estrés y cuanto tiempo le tome al cuerpo recuperarse de los efectos del estrés. Si la elevación en la temperatura se debe a la perimenopausia, no hay manera de predecir cuando volverá a la normalidad. Sin importar las causas de la elevación en la TBC, el uso del termómetro basal debe ser reasumido cuando la temperatura basal regrese a la normalidad.

Cuando la temperatura del cuerpo se eleva por motivo de fiebre u otras circunstancias de la vida, una de estas tres situaciones puede ocurrir durante el ciclo de fertilidad:

1. La ovulación ocurrirá como de costumbre y el ciclo de fertilidad tendrá la misma duración.

2. La ovulación ocurrirá más tarde de lo usual y el ciclo de fertilidad será más largo de lo usual.

3. La ovulación no ocurrirá del todo por un tiempo y el sangrado puede o no experimentarse. Aún si el sangrado ocurre alrededor del tiempo de su menstruación regular, no considere éste un verdadero período menstrual. Algunas mujeres experimentan sangrado que se parece mucho a la menstruación cuando no ovulan. Esto es

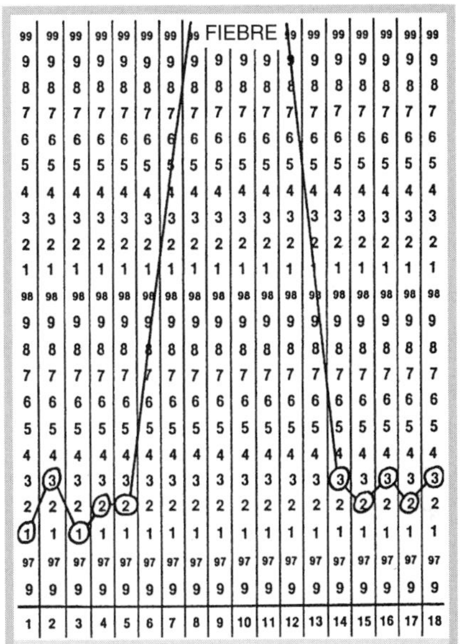

Fig. 41: Documentando una fiebre

Sue comenzó a observar y anotar su temperatura basal del cuerpo desde el primer día de su ciclo fértil. Desde el día 6 hasta el día 13 del ciclo ella experimentó una fiebre más alta de los 99.1°F. Ella anotó la presencia de la fiebre en su gráfica. Cuando la fiebre se fue, ella continuó observando y anotando su temperatura basal del cuerpo.

llamado un sangrado anovulatorio. Este sangrado también puede estar ocurriendo porque la ovulación está ocurriendo a la misma vez. En cualquier caso, no es seguro tener relaciones sexuales.

Ovulación Normal a Tiempo

Cuando algo causa una TBC alta anormal durante el tiempo de la ovulación, un cambio térmico no puede ser visto. Sin embargo, si usted ha ovulado, usted lo sabrá porque, una vez que la fiebre se vaya, la temperatura basal del cuerpo bajará a las temperaturas altas que usted normalmente experimenta después de la ovulación.

Observe su moco durante las temperaturas altas anormales. Si la Regla del Último Día Húmedo puede ser aplicada, usted puede seguir esta regla para determinar cuándo ha comenzado la fase infértil. Sin embargo, si usted no se siente confiada usando esta regla solamente, tendrá que continuar absteniéndose hasta que usted pueda aplicar la regla de la TBC correctamente también.

Ovulación Tardía o Retrasada

La ovulación puede ser retrasada durante una situación de la vida que eleva la temperatura, tal como las que hemos descrito anteriormente. Una ovulación retrasada es una que sucede más tarde de lo usual. Con una ovulación retrasada puede que el cambio térmico no se vea por unos días o hasta unas pocas semanas más tarde de lo esperado. Si la ovulación no ocurrió

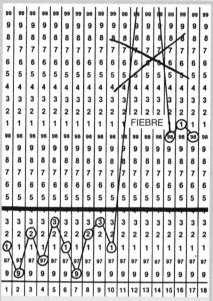

Fig. 42: Fiebre durante el tiempo de ovulación

Alicia experimentó una fiebre desde el día 11 hasta el día 14. Una vez que la fiebre bajó, su TBC estaba normal (pero elevada) después de la ovulación. Esto indicaba que la ovulación ya había ocurrido en algún momento durante la fiebre. Para determinar la fase infértil, aplicó la Regla del Cambio Térmico. Anotó una línea base por arriba de las primeras 10 temperaturas normales bajas antes de la fiebre. Ella saltó los días de la fiebre y luego uso las 3 primeras temperaturas normales altas después de la fiebre para determinar cuándo la fase infértil después de la ovulación comenzó. Éstos fueron anotados en los días 15, 16 y 17 del ciclo. Su fase infértil comenzó en la noche del día 17.

durante el tiempo de temperaturas anormalmente altas, una vez que la fiebre baje, la temperatura volverá al nivel normal bajo experimentado antes de la ovulación. En esta situación, la mujer debe continuar tomándose la TBC hasta que la Regla del Cambio Térmico pueda ser aplicada (Figura 43).

No Ovulación

La no ovulación es llamada *anovulación*. Usted puede no ovular del todo durante una situación de la vida que causa temperaturas anormalmente

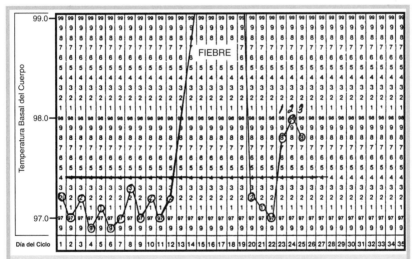

Fig. 43: Fiebre y ovulación retrasada

Los ciclos fértiles de Elisa usualmente varían de 28–32 días. Ella estuvo enferma durante uno de sus ciclos y había ovulado más tarde de lo usual. Esto se notó por el hecho de que cuando su fiebre bajó durante el día 20 de su ciclo, su temperatura basal del cuerpo estaba todavía en el nivel bajo antes de la ovulación. El día 23 de su ciclo su temperatura finalmente cambió y ella pudo entonces aplicar la Regla del Cambio Térmico para determinar su fase infértil. Ella trazó una línea base sobre las primeras diez temperaturas altas de su ciclo y saltó los días de la fiebre. Una vez que la fiebre bajó, ella continuó tomando su TBC. Cuando tres temperaturas consecutivas fueron anotadas sobre la línea base, ella pudo determinar el comienzo de su fase infértil, el cual fue en la noche del día 25 de su ciclo.

altas, tales como las que describimos anteriormente. Cuando la ovulación no ocurre, hace sentido que los patrones de las señales de fertilidad no serán los que normalmente se ven con la ovulación. Tomemos un momento para revisar algunos hechos sobre la ovulación y las hormonas antes de mirar algunos ejemplos de cambios de las señales de fertilidad durante el tiempo de anovulación.

Si dividimos el ciclo en dos partes por el beneficio de esta discusión, tenemos la parte antes de la ovulación y la parte después de la ovulación. Como ha aprendido, la parte antes de la ovulación está bajo el control de la hormona estrógeno. El estrógeno es producido en cantidades elevadas como resultado de un huevo madurando. Esta hormona alcanzará un nivel muy alto cuando el huevo está casi listo para salir del ovario. Después que el huevo sale del ovario, la hormona progesterona es producida en cantidades elevadas y está en control después de la ovulación, aún cuando una buena cantidad de estrógeno está siendo fabricado.

Si estas hormonas no alcanzan los niveles altos que ocurren con la ovulación, una mujer no puede esperar ver ciertos cambios en sus señales de fertilidad. Por ejemplo, sin un nivel alto de estrógeno, el moco cervical nunca se convierte en el típico moco muy elástico, húmedo que usted experimenta cuando ovula y sus sensaciones vaginales nunca llegan a ser muy húmedas y resbalosas. Un poco de estrógeno está usualmente siendo producido por el ovario durante la vida reproductiva de la mujer y los huevos pueden crecer por unos días y después dejar de hacerlo. Cuando esto pasa, el moco puede cambiar en diferentes tiempos y aún sentirse un poco húmedo, resbaloso y elástico. Sin embargo, nunca cambiará a moco muy húmedo, elástico y resbaloso que significa que la ovulación va a ocurrir. Éste también es el caso con la TBC. La TBC no mostrará un cambio térmico a menos que la ovulación ocurra. Cuando la ovulación no ocurre, no hay suficiente progesterona para hacer que la temperatura se eleve. Y, por supuesto, la abertura cervical no se ensanchará y sentirá suave durante los tiempos de anovulación como lo hace alrededor del tiempo de la ovulación. Además, la posición del cuello cervical no cambiará tanto si la ovulación no ocurre.

Patrones de Temperatura Basal del Cuerpo
durante el Ciclo Anovulatorio

Cuando no hay ovulación, usted continuara experimentando un patrón de temperatura baja. Este patrón bajo es igual al que usted normalmente ve antes de la ovulación. El cambio térmico no ocurre. En otras palabras, puesto que la ovulación no ha ocurrido, usted no puede aplicar la Regla del Cambio Térmico. Sin embargo, puede usar sus observaciones del moco, con las reglas especiales que van a ser discutidas más tarde en este capítulo, para evitar embarazos.

Los Patrones Básicos de Moco Cervical Infértil

Introdujimos el Patrón Básico de Infertilidad (PBI) en los Capítulos 5 y 9. Ahora es tiempo de mirar cuidadosamente qué es este patrón y lo que significa. El PBI para cualquier mujer es la señal que ella observa mientras chequea su moco cervical y sensaciones vaginales que señalan que ella está en un tiempo infértil. El PBI más común para una mujer que está ovulando y tiene ciclos fértiles de más de 25 días es el patrón de día seco. Esto significa que cuando el sangrado menstrual termina, la mujer usualmente experimenta de unos pocos a varios días secos consecutivos. Cuando el moco aparece, esto es una señal para la mujer de que probablemente ha empezado su fase fértil, aún si el moco es del tipo pegajoso y pastoso. Algunas mujeres no tienen un PBI de días secos. En cambio, cuando el sangrado menstrual termina, ellas experimentan de unos pocos a varios días consecutivos de moco no húmedo, pegajoso y pastoso y/o sensaciones vaginales pegajosas y/o secas. En este caso, la fase fértil comienza cuando la mujer nota CUALQUIER cambio en su PBI. Un cambio puede ser un incremento en la cantidad, en color y/o un cambio en la textura del moco o las sensaciones vaginales.

Como ha aprendido, la mujer puede usar la Regla del Día Seco y tener relaciones sexuales en la noche de cualquier día de su patrón básico de infertilidad, sea este patrón de días secos o de días de moco sin cambio. ¿Qué tienen que ver la Regla del Día Seco y el PBI con las circunstancias especiales? La respuesta es simple. La Regla del Día Seco es una regla principal

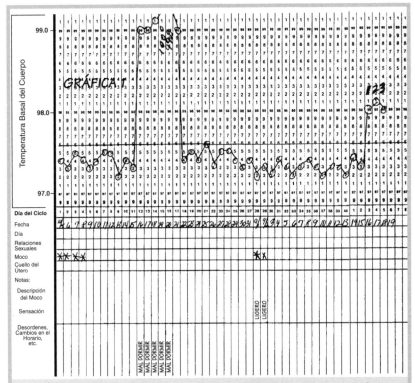

Fig. 44: Ovulación retrasada y un cambio térmico retrasado

LaToya experimentó varias noches de mal dormir y cada mañana su TBC estaba entre 99–100°F. Después que su rutina de dormir se normalizó, su TBC regresó al nivel usual que ocurre antes de la ovulación. Ella continuó tomando su TBC, la que permaneció a un nivel bajo por casi un mes, indicando que no había ovulado. Ella experimentó sangrado durante el tiempo que tiene su menstruación, pero fue más ligero y corto de lo usual. Unos días después del sangrado, ella experimentó un cambio térmico normal y aplicó la Regla del Cambio Térmico trazando una línea sobre 0.1°F de las primeras diez temperaturas altas desde el día de su menstruación. Ella continuó trazando la línea sobre toda la gráfica. Cuando su TBC subió arriba de la línea por tres días, ella supo que su fase infértil después de la ovulación había comenzado. LaToya completó toda una gráfica y tuvo que continuar con sus observaciones de las señales de fertilidad en una segunda gráfica. Algunas mujeres pegan sus gráficas juntas durante un tiempo de anovulación para poder observar claramente los patrones de las señales de fertilidad después de anotarlos.

usada durante circunstancias especiales. Cuando una mujer experimenta cualquier cosa en su vida que cambia su tiempo usual de ovulación, ella puede tener relaciones sexuales sin preocupación si ella se siente confiada en reconocer su PBI. Esto le será muy claro a medida que lea sobre los patrones del moco cervical durante la ovulación retrasada y anovulación.

Los Patrones del Moco Cervical durante la Ovulación Retrasada

Cuando la ovulación ocurre más tarde de lo usual durante un ciclo, el número de días del PBI usualmente se incrementa. Por ejemplo, digamos que usted menstrúa por cuatro días y su PBI usual es días secos después que el sangrado menstrual termina. Si usted usualmente ovúla entre los días 12 y 15, usted puede experimentar un patrón básico de infertilidad de días secos del día 5 al 9 (Figura 45).

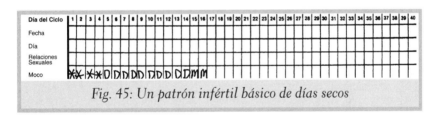

Fig. 45: Un patrón infértil básico de días secos

Sin embargo, si usted ovula más tarde de lo usual un ciclo, digamos alrededor del día 20, su patrón básico de infertilidad de días secos probablemente durará varios días más de lo que está acostumbrada a experimentar. Por ejemplo, los días secos pueden durar del día 5 al 14 (Figura 46). Esto significa que usted puede tener relaciones sexuales aplicando la Regla del Día Seco durante todos estos días. Su fase fértil comenzaría como de

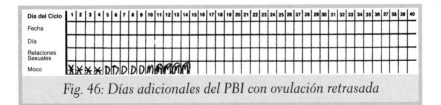

Fig. 46: Días adicionales del PBI con ovulación retrasada

costumbre, cuando hay un cambio de su PBI. En este caso, su PBI es de días secos, entonces su fase fértil comenzaría cuando usted vea cualquier tipo de moco y/o sienta algún cambio en sus sensaciones vaginales. Su fase fértil terminaría cuando usted pueda aplicar las Reglas del Último Día Húmedo y Cambio Térmico.

Patrones de Moco Cervical durante el Ciclo Anovulatorio

Cuando la ovulación no ocurre por un tiempo, diferentes calidades de moco y sensaciones vaginales pueden ser experimentadas. La razón de esto es que los huevos pueden seguir un patrón de crecer por un tiempo y luego dejar de hacerlo (sin nunca ser soltados del ovario) durante todo el tiempo de la anovulación. Cuando esto ocurre, la producción de moco es afectada en diferentes formas porque la cantidad de estrógeno puede subir y bajar durante el tiempo que la mujer no ovula. Por lo tanto, si el moco cervical está siendo usado exitosamente para la prevención de un embarazo, tiene que ser observado cuidadosamente y las reglas de circunstancias especiales seguidas con fidelidad.

Los diferentes patrones que pueden ser experimentados durante la anovulación son los siguientes:

* Usted puede no producir ningún moco y permanecer seca en la parte de afuera de su área vaginal (Figura 47).

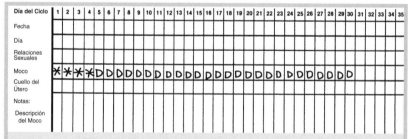

Fig. 47: Anovulación y falta de moco vaginal

Jeanine tuvo un resfrío durante un ciclo, causando un tiempo de anovulación. Ella no había ovulado durante todo el ciclo, y no observo ningún moco vaginal y una sensación seca en su vagina estuvo presente.

❋ Usted puede producir moco sin cambios (moco que permanece igual todos los días por muchos días). Este moco puede ser pegajoso, pastoso y migajoso durante todo el tiempo que no ovule y sus sensaciones vaginales serán secas o pegajosas. Usted puede producir un moco que se siente húmedo con una sensación húmeda en las afueras del área vaginal durante todo

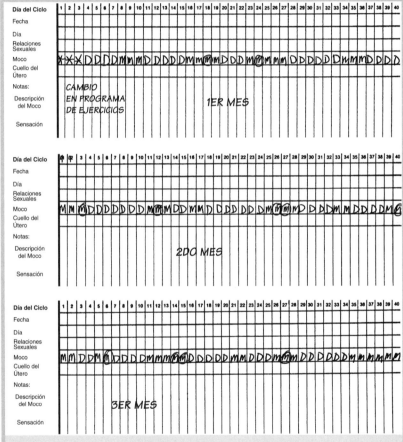

Fig. 48: Ciclo anovulatorio

Sally no había ovulado por tres meses como resultado de un cambio en su rutina de ejercicio. Como puede ver en su gráfica, durante este tiempo ella experimentó una variedad de cambios en el moco vaginal.

el tiempo que no ovule. El moco puede ser del tipo cremoso, húmedo o aún sentirse un poco resbaloso y elástico. Sin embargo, este moco no será del tipo muy húmedo, elástico y resbaloso como el que ocurre con la ovulación. Las sensaciones vaginales no serán tan resbalosas y lubricadas como usualmente son con la ovulación.

* Usted puede experimentar una combinación de cambios. Por ejemplo, puede tener días secos y sólo unos pocos días de moco pegajoso, pastoso y migajoso durante todo el tiempo que no ovula. O, puede experimentar una mezcla de días de moco pegajoso, pastoso y migajoso; días totalmente secos; y días de moco húmedo durante todo el tiempo que no ovule.

Cambios Cervicales durante el Ciclo Anovulatorio

Si usted ha escogido chequear su cuello del útero durante la anovulación, encontrará que el cuello del útero pasa por varios cambios. Así como con el moco, estos cambios no son predecibles y pueden no seguir ningún patrón específico.

* Usted puede experimentar un cuello del útero bajo, firme y cerrado mientras no ovule.

* Usted puede experimentar un cuello del útero un poco alto, un poco suave y un poco abierto mientras no ovule.

* Usted puede experimentar una combinación de ambos, un poco bajo o alto, un poco firme o suave y un poco cerrado o abierto.

El Sangrado durante el Ciclo Anovulatorio

Si usted no ovula, puede o no sangrar, o solo manchar sangre. Si experimenta sangrado, éste será más ligero o fuerte de lo normal, y puede durar más o menos lo usual que su sangrado menstrual. Lo importante de recordar es *que si sangrado de cualquier tipo ocurre durante el tiempo de anovulación, éste no es necesariamente sangrado por la menstruación.*

Puede ser una señal que la ovulación está ocurriendo o está por ocurrir. Por lo tanto, cualquier sangrado debe ser tratado como si fuera moco, y la mujer debe por lo tanto considerarse fértil.

Hemos dado varias posibilidades de cambios en las señales de fertilidad durante el ciclo anovulatorio. Aunque éstas pueden ser confusas para algunas mujeres, cuando ellas observan sus señales de fertilidad cuidadosamente, pueden proveerse a sí mismas con métodos efectivos de planificación familiar.

Anovulación = No Ovulación = Un Tiempo de Infertilidad Temporal

Señales Secundarias y Señales Premenstruales durante la Anovulación

Si usted usualmente experimenta cambios corporales que le alertan que se aproxima la ovulación y su flujo menstrual, estas señales secundarias pueden ser diferentes o no experimentadas del todo durante el tiempo que no ocurre la ovulación.

Reglas de Circunstancias Especiales

Durante los tiempos de anovulación, es importante recordar que **la fertilidad puede regresar en cualquier momento.** Puesto que no hay modo de predecir cuando esto va a ocurrir, se deben seguir las siguientes reglas de circunstancias especiales cuidadosamente cuando usted se pregunta si está experimentando, ya sea ovulación retrasada o anovulación. Puesto que estas reglas le permitirán ver y sentir las señales del regreso de la fertilidad, éstas pueden ser efectivas en prevenir un embarazo.

La Regla del Día Seco

LAS RELACIONES SEXUALES PUEDEN OCURRIR DURANTE LA NOCHE DE CUALQUIER DÍA SECO.

Ésta es la misma Regla del Día Seco que ya aprendió. Ésta dice que se pueden tener relaciones sexuales sin riesgo en la noche de cualquier día seco. Un día seco significa un día en que no hay moco y las sensaciones vaginales son secas. El día después de tener relaciones sexuales debe ser de abstinencia si se observa un flujo vaginal, porque no sabrá si este flujo es semen o moco cervical. Las relaciones sexuales pueden continuar en la noche de cada día seco si la ovulación está retrasada por unos días o si un tiempo de anovulación es experimentado (Figura 49).

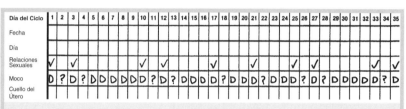

Fig. 49: Uso de la Regla del Día Seco con anovulación

Diane no ha ovulado por dos meses. Por el hecho de que ella ha experimentado una sensación de días secos continuos, ella ha tenido relaciones sexuales aplicando la Regla del Día Seco. Ella se abstuvo en los días después de tener relaciones sexuales porque observó un flujo vaginal en estos días (anotado con un signo de pregunta "?").

La Regla del Parche de Moco

El moco cervical es la señal de fertilidad más confiable que indica cuando el tiempo potencialmente fértil ha comenzado. Por lo tanto, cuando una mujer experimenta moco después de tener días secos, esto puede ser una señal de que su fertilidad está regresando y que finalmente va a ovular otra vez. Esto también es el caso cuando hay un cambio en el patrón básico del moco infértil. Por ejemplo, digamos que el patrón básico de infertilidad es moco pegajoso y pastoso observado por varios días seguidos. Luego, un día el moco cambia y se siente un poco cremoso y húmedo. El moco cremoso y húmedo es un cambio en el patrón básico de infertilidad. Basado en lo que sabemos sobre el moco, estamos seguros de que estará de acuerdo en que un cambio en el PBI puede ser una señal de que la mujer ha entrado en el tiempo fértil y que la ovulación va a ocurrir. Estamos también seguros que usted está de acuerdo que la abstinencia es la opción más segura cuando este cambio ocurre. El nombre de la regla que seguirá cuando un cambio en el patrón básico de infertilidad es experimentado es llamada: La Regla del Parche de Moco.

La Regla del Parche de Moco

DEBE ABSTENERSE DE TENER RELACIONES SEXUALES COMENZANDO EN EL DÍA QUE CUALQUIER TIPO DE MOCO APARECE DESPUÉS DE EXPERIMENTAR UN PATRÓN BÁSICO DE INFERTILIDAD DE DÍAS SECOS.

La aparición de moco puede ser una indicación que la ovulación va a ocurrir en unos días. Se debe abstener durante todos los días que el moco sea observado. Si el moco es de tipo pegajoso, pastoso con sensaciones vaginales secas o pegajosas, es muy poco probable que la ovulación ocurriera porque no se observó el moco húmedo, elástico y lubricado producido con la ovulación. En esta situación, la mujer debe continuar absteniéndose hasta que no se vea más moco y haya regresado a su patrón básico de infertilidad de días secos por dos días seguidos (vea la Figura 50 para un ejemplo de la Regla del Parche de Moco). Haciendo esto, ella puede estar segura que no ovuló, su patrón básico de infertilidad de días secos ha regresado, y por lo tanto la posibilidad de un embarazo es casi cero.

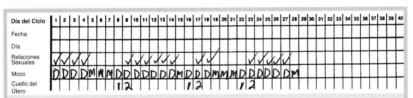

Fig. 50: *Usando la Regla del Parche de Moco con el patrón básico de infertilidad de días secos y moco vaginal seco*

En este ejemplo, relaciones sexuales pueden ocurrir durante cualquier noche de cualquier día seco. La abstinencia debe seguir a la primera aparición de moco no húmedo, pegajoso y pastoso que es anotado aquí con una "M". La abstinencia debe continuar hasta que no se observe moco y dos días secos consecutivos se hayan experimentado. Se puede volver a tener relaciones sexuales comenzando en la noche del segundo día seco y continuar en la noche de cualquier día seco.

¿Qué ocurre si la mujer experimenta un poco de moco húmedo? Por ejemplo, después de que tiene unos días secos, ella observa moco pegajoso y pastoso, que, en el curso de unos días, cambia a moco que es un poco húmedo y resbaloso pero nunca se vuelve del tipo de moco que se experimenta con la ovulación. O digamos que el moco cambia al tipo clásico observado con la ovulación; sin embargo, la mujer no se siente lo suficientemente segura en su chequeo del moco para asumir que ha ovulado. ¿Qué debe hacer? ¿Debe asumir que la ovulación ocurrió y aplicar la Regla del Último Día Húmedo? Esto le daría una fase infértil para tener relaciones sexuales cuando ella quiera. Ésta no es probablemente la alternativa más sabia. Si una mujer no está absolutamente segura que ha ovulado (aquí es cuando el chequear la TBC es de mucha ayuda), ella **NUNCA** debe asumir que ha comenzado una fase infértil después de la ovulación. Por lo tanto, ella debe decirse a sí misma, "No sé si he ovulado. Necesito continuar observando el moco y esperar hasta que esté segura que la ovulación ha pasado". En este espíritu de observación cuidadosa, debe seguir absteniéndose hasta que no se observe moco y el patrón básico de infertilidad ha sido observado por cuatro días consecutivos. Esto es similar a la Regla del Último Día Húmedo en que la mujer espera hasta que experimente cuatro días consecutivos del patrón básico de infertilidad. La diferencia es, por supuesto, que la Regla del Último Día Seco es usada para determinar cuando la fase infértil ha comenzado y la ovulación ha pasado. La Regla del Parche de Moco es usada para determinar cuando los días potencialmente fértiles han terminado porque la ovulación probablemente no ocurrió (Figura 51). Una vez que la regla se aplica, es seguro volver a tener relaciones sexuales, día a día, mientras las observaciones de moco están siendo hechas.

Como ha notado, la Regla del Parche de Moco es básicamente una regla de "esperar y ver". Absténgase cuando un parche de moco aparece después de días secos o cuando haya un cambio en el patrón básico de moco infértil. "Espere y vea" si el moco y las sensaciones vaginales le dan la señal que la ovulación ha ocurrido. Si no, regrese a "esperar y ver". Espere hasta que el patrón básico de moco infértil regrese. Cuando lo haga, debe abstenerse por dos días consecutivos después de

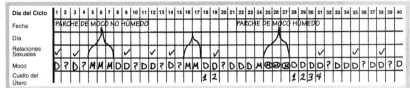

Día del Ciclo	1	2	3	4	5	6	7	8	9	10	11	12	13	14	15	16	17	18	19	20	21	22	23	24	25	26	27	28	29	30	31	32	33	34	35	36	37	38	39	40
Fecha	PARCHE DE MOCO NO HÚMEDO																		PARCHE DE MOCO HÚMEDO																					
Día																																								
Relaciones Sexuales	✓		✓				✓		✓		✓						✓														✓			✓			✓			
Moco	D	?	D	?	M	M	M	D	D	?	D	D	?	D	?	D	?	M	M	D	D	?	D	D	D	M	Ⓐ Ⓩ Ⓒ	Ⓒ	D	D	D	D	?	D	D	D	?	D	D	?	D
Cuello del Útero																			1	2							1	2	3	4										

Fig. 51: Usando la Regla del Parche de Moco durante los días de moco no húmedo y moco húmedo con sangrado

Morgan no ha ovulado por más de un mes y ha tenido un patrón básico de infertilidad de días secos, por eso ha estado usando la Regla del Día Seco por los últimos 35 días. Un día mientras chequeaba por moco vaginal, ella notó la presencia de moco pegajoso y pastoso. Debido a que esto puede ser una señal de que se aproxima la ovulación, ella comienza a abstenerse. Ella encuentra que tiene 3 días del moco pegajoso y luego regresa a experimentar días completamente secos. En esta situación, Morgan se abstuvo durante 3 días de moco y por 2 días secos después que la mucosidad terminó. Puesto que ella no había ovulado, se abstuvo y espero ver si los siguientes dos días eran secos. Puesto que si lo fueron, ella pudo volver a tener relaciones sexuales en la noche del segundo día seco.

Morgan continúa usando la Regla del Día Seco en los días secos y la Regla del Parche de Moco durante los días de moco pastoso y pegajoso. Un día ella notó una sensación vaginal húmeda y observó moco que se sentía húmedo. Puesto que la ovulación puede estar cerca, ella se abstiene durante el tiempo cuando el moco está presente. Una vez que el moco termina, ella continúa absteniéndose por 4 días secos en vez de 2 días secos. Esto se debe a que el moco es húmedo y esto indica que la ovulación puede haber ocurrido. Puesto que ella no se siente confiada en asumir que la ovulación en realidad ha ocurrido, Morgan sigue la Regla del Parche de Moco con cuidado. Después de aplicar la Regla del Parche de Moco, ella puede volver a usar la Regla del Día Seco durante sus días completamente secos.

que el parche de moco desaparezca—siempre y cuando éste nunca se hizo húmedo y/o elástico. Si el moco y/o las sensaciones vaginales se volvieron húmedas y el moco elástico, debe abstenerse por cuatro días después que el PBI regresa. La Regla del Día Seco deberá ser seguida cuidadosamente (la Figura 52 es una gráfica de una mujer que siguió estas reglas).

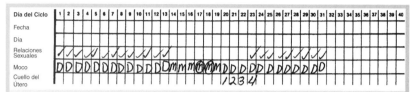

*Fig. 52: Usando la Regla del Parche de Moco conservadoramente
cuando se observa moco húmedo*

En este ejemplo el primer moco que aparece no es húmedo, pero después cambia a un tipo húmedo que se hace elástico. La abstinencia siempre sigue hasta que el patrón básico de infertilidad de días secos regresa. Sin embargo, por el hecho de que el moco se volvió húmedo y la ovulación puede haber ocurrido, el patrón básico de infertilidad debe regresar por cuatro días. Al esperar cuatro días da tiempo para el ciclo de vida del primer huevo, la posibilidad de una segunda ovulación, y el ciclo de vida de un segundo huevo—lo mismo como con la Regla del Último Día Húmedo. Ésta es una aproximación conservadora, pero aconsejamos seguirla, en caso de que la ovulación no haya ocurrido. Después de cuatro días consecutivos de que el PBI ha sido observado, pueden volver a tener relaciones sexuales en la noche de cualquier día seco.

Recuerde: Siempre absténgase cada vez que hay un cambio en el patrón básico de infertilidad de días secos o sin cambio, moco no húmedo o cada vez que las sensaciones vaginales cambian. De nuevo . . . esta forma de abstinencia es la única que puede ocurrir durante el tiempo anovulatorio de una mujer. Ella siempre está observando cuidadosamente sus señales de fertilidad para saber cuándo su fertilidad ha regresado.

Anteriormente en este capítulo, dijimos que algunas mujeres que no están ovulando tienen un patrón de moco sin cambio húmedo que puede ser cremoso y tal vez un poco elástico. La Figura 53 muestra otro, aunque no particularmente común, patrón básico de infertilidad. Como puede imaginarse, éste puede ser un PBI difícil de usar para prevenir embarazos. La mujer con este tipo de PBI tiene que observar cuidadosamente cualquier cambio en el moco que ya está húmedo y sensaciones vaginales húmedas, a moco aún más húmedo o que tiene diferente color, elasticidad y textura húmeda. Cuando ella nota esto, ella debe abstenerse y seguir la Regla del Parche de Moco. Ella debe esperar hasta que su PBI regrese por cuatro días consecutivos antes de volver a tener relaciones sexuales en la noche de cualquier día de su patrón básico de infertilidad. No se han hecho investigaciones en un número significativo de mujeres con este tipo de PBI para determinar la efectividad de las Reglas del Parche de Moco y Día Seco. La clave es que la mujer debe sentirse completamente segura en usar este tipo de PBI con las reglas de circunstancias especiales para prevenir embarazos.

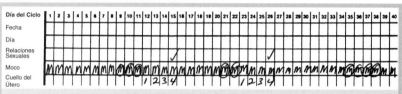

Fig. 53: Usando la Regla del Parche de Moco conservadoramente con el patrón básico de infertilidad de moco sin cambios

En este ejemplo, el patrón básico de infertilidad es un moco sin cambio, no húmedo, pastoso y pegajoso. Las relaciones sexuales pueden ocurrir en la noche de cualquier día de moco sin cambio. Al momento que hay un cambio del PBI a cualquier tipo de moco no húmedo, abstinencia debe ser seguida. La abstinencia continuará hasta que el cambio inusual del moco no se observe más y el patrón básico de infertilidad de moco sin cambio haya sido experimentado por cuatro días consecutivos. Cuando esto ocurra, pueden volver a tener relaciones sexuales en la noche del día de PBI.

PARA REVISAR

1. Cuando se está usando la **Regla del Parche de Moco** con un patrón básico de infertilidad de **días secos**, debe abstenerse en cualquier día que experimente cualquier tipo de moco y/o sensaciones vaginales húmedas y resbalosas. El moco o las sensaciones pueden significar que la ovulación está acercándose.

Si el moco que experimenta después de un día seco es pegajoso, pastoso y migajoso, y las sensaciones vaginales son secas, necesita abstenerse de tener relaciones sexuales durante los días cuando el moco está presente y por dos días secos después que el moco desaparezca. Entonces, puede volver a aplicar la Regla del Día Seco.

Si el moco se siente húmedo y las sensaciones vaginales son húmedas y resbalosas, necesita abstenerse durante esos días cuando el moco está presente y hasta cuatro días secos consecutivos después que el moco húmedo desaparece. Entonces puede volver a aplicar la Regla del Día Seco. Vea la Figura 52 para un ejemplo de cómo se deben usar estas reglas cuando una mujer tiene un PBI de días secos.

2. Cuando está usando la Regla del Parche de Moco con un patrón básico de infertilidad de días de moco sin cambio y seco (Figura 54), usted debe abstenerse si experimenta cualquier cambio en su PBI. Continúe absteniéndose hasta que el cambio en el moco desaparezca y el patrón básico de infertilidad de días de moco sin cambio y seco ha sido experimentado por cuatro días consecutivos. Entonces puede volver a aplicar la Regla del Día Seco.

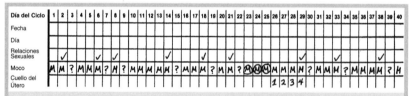

Fig. 54: Usando la Regla del Día Seco y la Regla del Parche de Moco con el patrón básico del moco infértil

Marlene ha estado experimentando anovulación por tres meses. Durante este tiempo ha observado un patrón básico de infertilidad de moco pegajoso, pastoso y no-húmedo día tras día, por eso ha estado usando la Regla del Día Seco en estos días. Un día ella nota que el moco ha cambiado. Ahora se siente húmedo. Esto puede ser una señal de que la ovulación se acerca. Por esto, ella se abstiene de tener relaciones durante los días del moco húmedo. Sin embargo, el moco nunca se hizo muy resbaloso y elástico con sensaciones vaginales resbalosas y lubricantes que se experimentan con la ovulación. Por lo tanto, Marlene asumió que no había ovulado. Tan pronto como el moco regresó a su patrón básico de infertilidad de tipo no húmedo, pegajoso y pastoso por cuatro días consecutivos, ella puede volver a usar la Regla del Día Seco.

El Sangrado y la Anovulación

Si cualquier tipo de sangrado ocurre durante la anovulación, estos días son tratados como si fueran días potencialmente fértiles. Esto es por la misma razón que las reglas más conservadoras de PFN recomiendan la abstinencia de relaciones sexuales durante el sangrado menstrual. El sangrado hace muy difícil o casi imposible observar el moco con exactitud. Además, han habido veces en que una mujer que no ha ovulado por un tiempo, sangra, y durante el sangrado está realmente ovulando. Por esto y por la dificultad de ver el moco cuando hay sangre presente, hace sentido abstenerse durante cualquier día de sangrado. La pregunta es, ¿qué si la ovulación ocurrió durante el sangrado? ¿Qué si aún ocurrió durante el último día del sangrado? ¿Es seguro volver a tener relaciones sexuales el día después que el sangrado termine? Probablemente no. Para ser más conservadores, por el hecho de que el huevo todavía puede estar en las trompas de Falopio esperando al esperma en el día después del sangrado, es mejor continuar absteniéndose hasta que el patrón básico de infertilidad haya sido experimentado por cuatro días después que el sangrado termine (Figura 55). Si no se puede comprobar que la ovulación ha ocurrido durante el sangrado, es mejor volver a tener relaciones sexuales en la noche de cualquier día seco o del patrón básico de infertilidad.

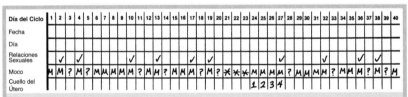

Fig. 55: Anovulación, la Regla del Parche de Moco y sangrado

Rosa no ha estado ovulando por 3 meses. Durante este tiempo, ella ha estado teniendo relaciones sexuales en la noche de su patrón básico de infertilidad. Durante el cuarto mes de anovulación, Rosa experimenta sangrado. Debido a que esto significa que ovulación puede estar ocurriendo, ella se abstiene durante los días de sangrado. Tan pronto como el moco regresa a su patrón básico de infertilidad por cuatro días después que el sangrado termina, ella puede volver a usar la Regla del Día Seco.

En realidad, puesto que es muy difícil o casi imposible chequear el moco durante la menstruación, ¿cuál es la mejor forma de comprobar que la ovulación ha ocurrido? Es, por supuesto, observando un cambio térmico que ocurra durante el sangrado o poco después que éste termine. Una vez más, aquí está el valor de tomar la TBC. Es una señal maravillosa de fertilidad para usar en combinación con el chequeo del moco para ayudar a la mujer a confirmar que ha ovulado. La pregunta que algunas mujeres hacen sobre la TBC es, "¿tiene que ser tomada todos los días durante el tiempo de anovulación?" La respuesta es no. Si el tomar la TBC durante el tiempo de anovulación es un problema para algunas mujeres, ellas pueden escoger tomarse la TBC solamente cuando notan un cambio en su patrón básico de infertilidad o sangrado. En esta forma, ellas pueden usar la TBC para confirmar la ovulación sin tener que tomársela todos los días. Si la mujer experimenta tal cambio, ella deberá tomarse la TBC todos los días durante el cambio y por cuatro días después del cambio. Si no ve un cambio térmico claro, ella sabrá que probablemente no ha ovulado (vea el ejemplo en la Figura 56). Ella puede entonces dejar de tomarse la TBC hasta que experimente un cambio en su PBI.

Qué Hacer Cuando la Fertilidad Normal Regresa

Una vez que la ovulación regresa, usted puede, por supuesto, usar cualquier regla de PFN que usted escoja con la excepción de la Regla de los 21 Días. Esta regla no debe ser usada hasta que la ovulación haya regresado definitivamente por seis ciclos consecutivos.

¿Por Qué Puede Haber Sangrado durante la Anovulación?

Puede parecer extraño que una mujer pueda sangrar, pero no ovular, y que aún pueda sangrar durante el tiempo que usualmente experimentó la menstruación en ciclos pasados. La explicación más probable para esto es que un huevo empieza a crecer por un tiempo, y por esto, se está produciendo estrógeno. A medida que el estrógeno aumenta, esto causa que más sangre fluya al tejido interno del útero. Cuando el huevo deja de crecer, el tejido interno deja de ensancharse con sangre.

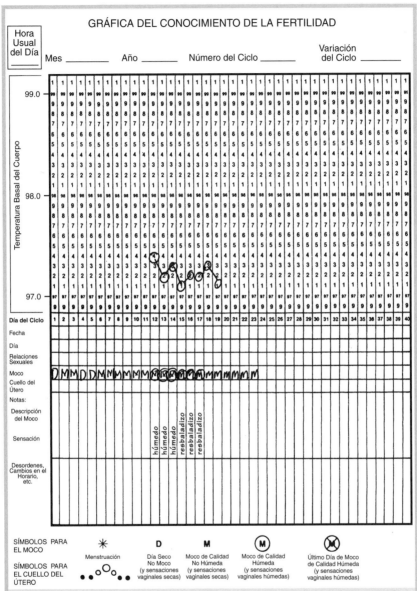

Fig. 56: Usando la TBC con el PBI para ver si ovulación ha ocurrido

En este ejemplo, la TBC fue tomada cuando el moco cambió de su PBI de moco no-húmedo, pegajoso y pastoso para convertirse en húmedo, después, resbaladizo y elástico. La TBC no subió, permaneció baja, indicando que la ovulación probablemente no ocurrió.

Eventualmente la sangre que estaba acumulada en el tejido interno del útero fluye hacia la vagina. Esto es el sangrado anovulatorio. El sangrado anovulatorio es usualmente más ligero y/o dura menos días que el sangrado menstrual. Esto se debe a que el tejido interno del útero no se llena con tanta sangre como cuando el huevo madura completamente y sale del ovario.

¿Por Qué Puede Haber Sangrado con la Ovulación?

La razón de las manchas o del sangrado con la ovulación no se entiende bien. Alrededor del tiempo de la ovulación, la progesterona combinada con el estrógeno producido, deben mantener todo el tejido interno del útero en su lugar. Por alguna razón, esto no sucede en algunas mujeres, y una pequeña área del tejido interno no se queda en su lugar. Esto permite que un poco de sangre salga. Es importante saber que si el sangrado no es fuerte, esto usualmente no significa que hay un problema o que la mujer va a tener dificultad en quedar embarazada en el futuro. Sin embargo, si esto sucede por más de dos ciclos seguidos, sería una buena idea discutirlo con su médico.

Causas de la Anovulación

Aunque la anovulación puede durar por un periodo indefinido, la ovulación usualmente regresará. Cuando lo haga, usted observará el cambio térmico y moco muy húmedo, resbaloso y elástico, y sensaciones vaginales resbalosas y lubricadas. Entonces se pueden aplicar las Reglas del Cambio Térmico y Último Día Húmedo para determinar el comienzo de la fase infértil después de la ovulación.

La anovulación tiene muchas causas. Una enfermedad con fiebre es solamente una; otras causas incluyen:

LOS PROBLEMAS DE SALUD, TRATAMIENTOS MÉDICOS Y MEDICAMENTOS

No hay forma de que alguien pueda predecir los efectos que muchos problemas de salud, medicamentos o tratamientos tengan en la ovulación o en los patrones del ciclo de fertilidad. Depende del problema, cómo afecta su cuerpo y su estado emocional. Por lo tanto, lo más útil y honesto que podemos decir sobre este problema es que si uno ocurre, no importa que tan pequeño (¡aún un resfrío!), siempre observe cuidadosamente sus señales de fertilidad para ver cómo su cuerpo se adapta al problema. Si usted experimenta un problema de salud específico que requiere que esté bajo el cuidado de un médico, por favor discuta con él los posibles efectos que pueda tener en su fertilidad. Esto es cierto para cualquier medicamento que le han recomendado que use. Algunas veces, aún someterse a una operación que no tiene nada que ver con el sistema reproductivo (tal como sacarse las amígdalas) puede afectar la ovulación, porque es todavía un choque al cuerpo.

Hay otros problemas de salud que afectan la fertilidad de la mujer por razones más obvias. Un ejemplo es una falta de equilibrio en la tiroides, puesto que esta glándula principal ayuda a mantener todo balanceado en el cuerpo. Algunas veces tener problemas de salud que pueden causar dolor—digamos que una espalda lastimada—puede causar anovulación. ¿Por qué? Porque el cuerpo y la mente están tratando de lidiar con dolor constantemente. Esto puede causar cambios en las hormonas en el cerebro y en químicos en diferentes partes del cuerpo. Los cambios pueden terminar afectando los ovarios y hacer que la ovulación pare por un tiempo. Estar emocionalmente disgustado por tener dolor puede tener efectos similares. Como puede imaginarse, podemos discutir cualquier número de formas en las cuales problemas de salud pueden afectar la fertilidad. Sin embargo, hay varios libros disponibles que están dedicados a discutir la fertilidad, si está interesada en aprender más sobre éste tópico. Hemos incluido los nombres de algunos de estos libros en la Bibliografía.

LOS MÉTODOS ANTICONCEPTIVOS HORMONALES

Cualquier método anticonceptivo hormonal para evitar embarazos que contiene estrógeno y/o progesterona trabaja primordialmente parando la ovulación. Esto incluye la píldora anticonceptiva, el parche anticonceptivo, inyecciones mensuales y el anillo anticonceptivo. Una vez que deje de usar estos métodos anticonceptivos, la ovulación puede comenzar dentro de dos a tres semanas o puede que no comience por varios meses.

Hay otros métodos hormonales que contienen solamente progesterona. Estos incluyen la píldora anticonceptiva que contiene solo progesterona, la inyección de solamente progesterona y el sistema intrauterino tratado con progesterona. Después que la mujer deja de usar un método anticonceptivo de solamente progesterona, la ovulación puede comenzar dentro de unas pocas semanas o puede ser retrasada por unos pocos meses. Usualmente, el patrón de ovulación de la mujer regresa al patrón seguido antes que empezara el método. Esto significa que si no ovulaba regularmente antes de usar el método, hay una buena posibilidad que regresará a no ovular regularmente después que deje el método. La buena noticia es que la fertilidad de la mujer es muy raramente afectada en forma negativa por cualquier método hormonal.

Algunas veces, sin embargo, aún cuando la ovulación comienza pronto después que el método hormonal ya no está siendo usado y el cambio térmico es observado, el moco cervical no revela el patrón usual que indica que la ovulación está ocurriendo. Puede tomar un mes o más para que el cuello del útero responda a los cambios hormonales y por lo tanto regrese a hacer un patrón normal de moco ovulatorio. En otras palabras, algunas mujeres ven un cambio térmico, pero el moco no parece convertirse en moco muy húmedo, resbaloso y elástico. Si esto ocurre, la Regla del Último Día Húmedo no puede ser usada. En cambio, la Regla del Cambio Térmico puede ser usada sola con una posibilidad mínima de embarazo.

LOS CAMBIOS EN LA DIETA Y/O RUTINA DE EJERCICIO

Cualquier cambio en la vida puede afectar la fertilidad de la mujer. Cuando la mujer cambia sus hábitos de alimentación y/o rutina de ejercicio, por razones que no siempre se entienden, la ovulación puede ser retrasada por una semana o más o aún parar por un tiempo. Algunas veces, un aumento o pérdida de 5–10 libras puede causar un cambio en el patrón de ovulación o puede causar anovulación. Un cambio en la dieta y/o ejercicio sin aumento o pérdida de peso pueden tener también el mismo efecto. Una vez que el cuerpo se ajuste a éste cambio en peso, ejercicio o nutrición, la ovulación usualmente regresa.

LA PERIMENOPAUSIA

A medida que una mujer se acerca a la parte final de sus años 30 a mediados de los 40, ella usualmente experimentará un cambio gradual en su ciclo de fertilidad. Puede que la ovulación no ocurra cada mes. Por ejemplo, puede ovular cada dos o tres meses o aún con menos frecuencia. Ella también puede experimentar un cambio en la cantidad de sangrado menstrual y el número de días que dura. Su menstruación puede ser más larga o corta y el sangrado más ligero o fuerte. Todos estos cambios señalan que los ovarios están empezando a producir menos estrógeno y progesterona. Esto indica que la mujer se está acercando al final de sus años fértiles y esto es llamado perimenopausia (antes de la menopausia). La perimenopausia dura de unos pocos a varios años. Después que el sangrado menstrual ha cesado por doce meses consecutivos, la posibilidad de ovular es rara. De hecho, una vez que esto ha ocurrido, se dice que la mujer ha llegado a la menopausia. Éste es el tiempo en el que hay muy pocos huevos inmaduros en los ovarios. Estos huevos ya no pueden crecer por el proceso de envejecimiento. En este punto, ella ya no puede quedar embarazada.

Puesto que una mujer que se acerca a la menopausia puede ovular infrecuentemente y tener tiempos de ovulación retrasada, ella debe usar las reglas de circunstancias especiales, de la misma forma que cualquier otra mujer que ha experimentado la ovulación retrasada o anovulación. Ella debe usar la Regla del Día Seco y la Regla del Parche de Moco durante el tiempo de anovulación. Cuando ovule, ella puede aplicar la Regla del Cambio Térmico y la Regla del Último Día Húmedo para determinar la fase infértil después de la ovulación. Una mujer que ovula infrecuentemente no debe usar la Regla de los 21 Días. Puede usar la Regla de la Menstruación solamente si está segura que ovuló el ciclo pasado. Si éste es el caso, ella puede usar la Regla del Día Seco también hasta que comience a observar moco. Ella debe entonces aplicar las reglas más apropiadas para su situación.

EL ESTRÉS EMOCIONAL

La forma que se siente emocionalmente puede afectarle físicamente. Durante los últimos años la relación entre la mente y el cuerpo ha sido extensamente estudiada. Se sabe muy bien que el estrés emocional puede causar úlceras, dolores de espalda y dolores de cabeza. Todos experimentamos eventos estresantes en nuestras vidas: cambiar de trabajo, una muerte en la familia, viajes, visitas familiares, etc. Cualquiera de éstas puede causar que no ovule por un mes o más.

EL DESARROLLO DE UN QUISTE EN LOS OVARIOS

Ocasionalmente, el huevo en desarrollo no puede continuar al punto de la ovulación. Al contrario, la cápsula en la que crece aumenta de tamaño formando un quiste en el ovario, que dura de dos a seis semanas. Usualmente, la ovulación no ocurre mientras el quiste esté presente. Otro tipo de quiste puede desarrollarse en el ovario después de la ovulación y también dura de dos a seis semanas. Durante el tiempo que el quiste está presente se puede experimentar sangrado irregular o la menstruación se puede retrasar por una semana o más. Algunas mujeres también experimentan dolor. Éstos son quistes comunes que usualmente desaparecen por sí solos. Sin embargo, hay otros menos comunes que no desaparecen por sí solos, por eso es importante que la mujer a la que se le retrasa la menstruación, que siente dolor o tiene sangrado irregular, se examine. El sangrado irregular y el dolor también pueden ser causados por un embarazo, ya sea en el útero o dentro o fuera de las trompas de Falopio.

En el caso de un quiste común en el ovario que causa un cambio en el tiempo de la ovulación, como con todas las otras causas de la ovulación retrasada y anovulación, la Regla del Día Seco y la Regla del Parche de Moco se usan hasta cuando regrese la ovulación.

EL DAR DE MAMAR

Durante el tiempo que se da de mamar, la ovulación puede ocurrir irregularmente o no ocurrir del todo. Esto depende de la forma en la que la mujer decide dar de mamar.

Algunas mujeres dan de mamar a su bebé por lo menos cada cuatro horas durante el día y cada seis durante la noche. Si comienzan este horario de dar de mamar cuando apenas nace el bebé y no ha comenzado ningún tipo de sangrado, este horario de dar de mamar causa lo que es llamado lactancia amenorrea. Éste es el nombre que se le da al no tener menstruación (amenorrea) por estar dando de mamar (lactancia). Las investigaciones han demostrado que con la lactancia amenorrea, la posibilidad de que una mujer quede embarazada después que nace el bebé es de solo como de 1 por ciento. De hecho, cuando este patrón de dar de mamar es seguido para prevenir embarazos, esto es llamado el Método de la Lactancia Amenorrea (MELA). Este método trabaja bien porque las posibilidades de que una mujer ovule son muy pocas. Para usar el MELA efectivamente:

* Debe dar de mamar por lo menos cada cuatro horas durante el día.

* Debe dar de mamar por lo menos cada seis horas en la noche.

* La mujer no debe haber empezado a menstruar.

* El bebé debe tener menos de seis meses.

* No se le deben dar suplementos al bebé (con la excepción de pocas cantidades de líquido).

Si la mujer da de mamar de otra forma, nadie puede predecir cuándo vaya a ovular o no. El darle agua o jugo al bebé u otros tipos de alimento, o aún dejar que el bebé chupe el chupete, puede incrementar las posibilidades de la ovulación en comparación si sigue el Método de la Lactancia Amenorrea estrictamente. Si ocurre cualquier cambio mientras da de mamar que causa que el bebé tome menos frecuente o por periodos más cortos, la mujer debe recordar que esto puede causar que la ovulación regrese en un corto periodo de tiempo.

La decisión de cómo y por qué se va a dar de mamar depende de muchos factores, incluyendo si está trabajando o involucrada en otras actividades que evitan que esté con el bebé durante el día. Desafortunadamente, a algunas mujeres se les ha dicho que si dan de mamar una o dos veces al día, no ovularán y no pueden quedar embarazadas. Esto no es cierto para la mayoría de las mujeres. El regreso de la ovulación es afectado por la cantidad de veces que da de mamar durante el día. Entre menos oportunidad tenga el bebé de mamar cada día, más aumenta la posibilidad de ovular.

El regreso de la ovulación, y por lo tanto la fertilidad, varía de mujer a mujer. En general, el regreso de la ovulación más temprana para una mujer que está dando de mamar exclusivamente (usando el MELA) es de alrededor de 10 semanas después del parto. El regreso *promedio* de la ovulación para una mujer que está dando de mamar exclusivamente (usando el MELA) es de alrededor de 14½ meses después del parto. Cuando la mujer le da biberón al bebé, se saca la leche con una bomba, o da de mamar sin seguir el MELA, la ovulación regresa entre 2–4 semanas después del parto. A menos que la mujer use el MELA cuidadosamente, no es inusual que una mujer quede embarazada dentro de uno o dos meses después del parto. Por lo tanto, aconsejamos que las madres que estén dando de mamar observen su moco cuidadosamente.

En general, la mujer que está dando de mamar puede experimentar uno o más de estos patrones de moco:

1. Ella puede tener solamente días secos durante todo el tiempo que está dando de mamar exclusivamente.

2. Ella puede experimentar uno o más días de moco migajoso, pastoso y pegajoso entre los días secos.

3. Ocasionalmente, una mujer que está dando de mamar exclusivamente puede también experimentar sensaciones vaginales húmedas y moco húmedo, usualmente del tipo cremoso. Este tipo de moco puede estar presente entre días secos o días de moco migajoso, pastoso y pegajoso. La posibilidad de que esto ocurra es muy poca, a menos que esté experimentando un cambio en su patrón de dar de mamar.

4. Si hay algún cambio en el patrón de dar de mamar—sea causado por la introducción de suplementos líquidos o comidas de bebé, un bebé que no pueda o no quiera mamar por tanto tiempo o tan seguido o la madre que, por el trabajo u otras razones, no pueda dar de mamar tan seguido o por tanto tiempo—*la fertilidad puede regresar en cualquier momento.* Cuando esto ocurre, la mujer notará cambios en su patrón de moco. No se puede predecir cuándo comienzan los cambios, o cómo se verá y sentirá el patrón. Por ejemplo, la mujer puede comenzar a dar de mamar menos y dentro de dos semanas

notar la aparición de moco pegajoso y pastoso. Tal vez, hasta este punto, ella tiene un PBI de días secos solamente. Ella puede continuar con este tipo de moco y sensaciones vaginales secas por mucho tiempo. Sin embargo, puede que no, y en cambio experimente moco húmedo que se hace resbaloso inmediatamente. Ella puede o no ovular cuando esto ocurre. Ella puede experimentar cualquier número de cambios en el moco hasta que finalmente ovule. A medida que el bebé mama menos y menos, el cuerpo tratará de ovular más fuertemente hasta que lo logre. Durante este proceso, la mujer puede experimentar varios "parches de moco"—días de moco de diferentes tipos entre días secos.

5. Aún pueden ocurrir días de sangrado. Puesto que el moco puede estar mezclado con la sangre, *es muy importante tratar los días de sangrado—aún pocas manchas—como días de moco fértil y abstenerse de las relaciones sexuales.*

La mujer que está dando de mamar que no está ovulando o ha ovulado ocasionalmente, necesita seguir las Reglas del Día Seco y Parche de Moco. Si está interesada en aprender más sobre usar el dar de mamar como método anticonceptivo, le sugerimos que lea *Natural Breastfeeding and Child Spacing* (Dar Pecho Natural y Espaciar los Niños) por Sheila Kippley. (Vea la sección de Planificación Familiar Natural de la Bibliografía para información sobre este libro.)

Resequedad Vaginal durante la Anovulación

Algunas mujeres que están dando de mamar y otras que se están acercando a la menopausia experimentan sequedad en los tejidos vaginales. La pérdida de la humedad usual en estos tejidos se debe a la falta de estrógeno que usualmente está presente en cantidades grandes cuando la mujer está ovulando. Si los tejidos vaginales se secan, las relaciones sexuales y el orinar puede ser incómodo o doloroso. La mujer debe hablar con su médico si esto sucede. Algunas veces una crema vaginal de estrógeno puede ayudar, tal como un humectante vaginal como Replens,

o cualquiera de los lubricantes vaginales que están de venta en las farmacias. Si un lubricante no ayuda, usualmente una crema de estrógeno
se usa para prevenir heridas e infecciones de los tejidos. A la mujer que
está dando de mamar se le puede aconsejar que disminuya las veces que le
da el pecho a su bebé para estimular el crecimiento de los huevos. Esto
causará la producción de más estrógeno para ayudar a aliviar los tejidos
vaginales. Por supuesto, esto significa que la fertilidad regresará más
antes de lo que ella desea, sin mencionar que el bebé dejará el pecho
antes de lo planeado.

¿Afecta la sequedad vaginal a que el moco baje a la abertura vaginal?
Puede que sí, puesto que el tejido húmedo puede ayudar a que el moco
viaje más rápido que el tejido seco. De nuevo, ésta es un área en la cual
falta mucha investigación. Puesto que algunos expertos en PFN creen
que éste es el caso, es por supuesto muy importante que todas la reglas
de moco usadas durante los tiempos de la anovulación sean seguidas
cuidadosamente. El tejido vaginal húmedo probablemente ayuda a que
el moco cervical baje a la abertura vaginal. El tejido vaginal seco probablemente no ayuda al flujo del moco.

*Un recordatorio sobre la temperatura basal del cuerpo para las nuevas
mamás, las mujeres que se acercan a la menopausia y todas las otras mujeres que experimentan la anovulación:* Sabemos que el tomarse la temperatura basal del cuerpo todos los días puede ser inconveniente. Si la
temperatura no se puede tomar todos los días, como mencionamos
antes, le sugerimos que la tome tan pronto como aparezca moco
húmedo o un cambio en el patrón básico de infertilidad. Si el cambio
térmico ocurre cuando ha habido un cambio en el patrón del moco al
moco ovulatorio húmedo, elástico y lubricado, y en las sensaciones vaginales, se pueden aplicar Reglas del Cambio Térmico y Último Día
Húmedo para determinar el comienzo de la fase infértil después de la
ovulación. Sin embargo, hasta que la mujer haya comenzado a ovular
nuevamente por seis ciclos seguidos, la Regla de los 21 Días no se puede
aplicar.

Por ejemplo, Carmen ha ovulado por primera vez después de un año
de dar de mamar. Ahora puede usar las Reglas del Cambio Térmico y

Último Día Húmedo. Pero, hasta que sus señales de fertilidad den prueba de ovulación por seis ciclos, ella debe considerarse fértil durante cualquier tipo de sangrado, a menos que esté segura que ovuló durante el ciclo anterior. En este caso, ella puede usar la Regla de la Menstruación durante los primeros cinco días de su ciclo fértil. Cuando deje de sangrar, ella debe seguir la Regla del Día Seco. Cuando aparezca moco, ella debe abstenerse hasta que pueda aplicar la Regla del Último Día Húmedo y Cambio Térmico para determinar el comienzo de su fase infértil después de la ovulación.

Usted podrá reconocer la anovulación y evitar embarazos por medio de observaciones cuidadosas de sus señales de fertilidad. El no tener menstruaciones por unos meses no daña el cuerpo de ninguna manera. Sin embargo, si no ovula por más de un mes, y no está dando de mamar, le sugerimos que discuta la situación con su médico. Ocasionalmente, la anovulación puede ser una señal de un problema médico, tal como la función inapropiada de la glándula tiroides. Es por lo tanto importante intentar determinar la causa de la anovulación. La buena noticia es que la mayoría del tiempo, la anovulación ocurre porque el cuerpo de la mujer está respondiendo a cambios en el estilo de vida. La ovulación usualmente regresa cuando el cuerpo se acostumbra a los cambios.

PARA REVISAR

La Temperatura Basal del Cuerpo

❖ La mujer que ovula verá que su temperatura cambia de baja a alta.

❖ La mujer que no ovula no verá que su temperatura cambia de baja a alta.

El Moco Cervical

❖ La mujer que ovula desarrollará moco muy húmedo, resbaloso y elástico, y sensaciones vaginales muy lubricadas y resbalosas cuando se acerca la ovulación.

❖ La mujer que no ovula puede experimentar una variedad de patrones de moco, desde todos los días secos hasta una combinación de diferentes cambios de moco. Sin embargo, su moco no tendrá la misma calidad que se ve con la ovulación.

Los Cambios Cervicales

✤ La mujer que ovula experimentará que el cuello del útero se eleva a una posición alta, se hace suave y se abre.

✤ La mujer que no ovula experimentará que el cuello del útero se queda bajo, firme y cerrado o que se levanta un poco y se hace un poco suave y abierto.

Los Cambios Secundarios de Fertilidad

✤ La mujer que no está ovulando probablemente no experimentará sus señales secundarias de fertilidad.

Recuerde, si tiene ciclos anovulatorios que continúan por más de un mes, es importante que lo discuta con su médico. Es también de mucha ayuda que lleve su gráfica del conocimiento de la fertilidad, puesto que el revisar las gráficas le puede ayudar al médico a entender mejor su situación particular.

Otras Circunstancias Especiales

Después de Tener un Bebé

Si no está dando de mamar, puede empezar a ovular dentro de dos semanas después del parto. Si quiere usar sus señales de fertilidad para evitar otro embarazo, usted debe comenzar a observar su moco y temperatura tan pronto después del parto como pueda. Puede ser difícil observar sus señales de fertilidad si es una mamá nueva, puesto que se va a despertar en horas irregulares para cuidar de su bebé, etc. Sin embargo, debe tratar de comenzar a chequear el moco cuando el loquios, el flujo que sale después del parto, haya parado. Usualmente, al cabo de tres semanas después del parto, el loquios ya no estará presente y la observación del moco puede comenzar. Para entonces, también debe tratar de comenzar a tomarse la temperatura.

Infección Vaginal

Otra circunstancia especial común que afecta el uso de PFN es una infección vaginal. Uno de los síntomas de una infección vaginal es la presencia de un flujo que se ve diferente a las secreciones vaginales normales y el moco cervical. El segundo síntoma puede ser un olor en el área vaginal que no es igual al olor usual de la vagina. Un tercer síntoma puede ser ardor y/o picazón en el área vaginal. Si usted experimenta cualquier síntoma de una infección vaginal, es importante que sea examinada para identificar la causa de la infección y recibir el tratamiento apropiado.

Mientras tenga una infección vaginal, probablemente le será difícil observar su moco por el flujo anormal y la presencia del medicamento vaginal, si está usando uno. Sin embargo, debe continuar tomándose la temperatura basal del cuerpo. No se aconseja que chequee el cuello del útero (si ésta es una práctica usual), ni que tenga relaciones sexuales, hasta que la infección vaginal se cure. Esto permite que el delicado tejido vaginal se cure bien de la infección. Si las relaciones sexuales continúan durante la infección, los síntomas se pueden empeorar. El tejido vaginal se puede infectar seriamente y tomará más tiempo para que el área se cure completamente. Si la infección se ha curado para cuando pueda aplicar la Regla del Cambio Térmico con exactitud, puede volver a tener relaciones sexuales sin peligro.

Síndrome Premenstrual

Como discutimos antes, el Síndrome Premenstrual (SPM) es el nombre que se le ha dado a varios cambios problemáticos emocionales y/o físicos asociados con la menstruación. Estos síntomas pueden durar de 1–14 días, algunas veces comienzan poco después de la ovulación, pero más a menudo son experimentados días antes de que el periodo de la menstruación comience. (Algunas mujeres también parecen experimentar los cambios solo durante la menstruación y por un par de días después que la menstruación termina.)

Hay más de 100 síntomas asociados con el SPM. Los síntomas más comunes son tensión nerviosa, cambios de humor, irritabilidad, ansiedad, dolores de cabeza, antojos de cosas dulces, aumento de apetito, latidos del corazón, fatiga, mareos, despiste, llorar, confusión, insomnio, aumento de peso, hinchazón en las manos, pies y piernas, sensitividad de los pechos e inflamación abdominal.

La investigación en la rama del SPM es limitada, pero ha demostrado que el SPM es claramente causado por varios factores y tiene bases físicas reales. No parece haber una causa del SPM, ni tampoco un tratamiento cura-todo. Los síntomas del SPM pueden ser causados por desequilibrios en varias hormonas, incluyendo el estrógeno y la progesterona, que causan cambios en la química del cerebro y la forma en que funcionan otras glándulas. Un desequilibrio en las hormonas afecta todas las partes del cuerpo hasta cierto grado, incluyendo la química del cerebro—ésta es la razón de los muchos cambios emocionales experimentados durante el SPM.

Hemos incluido el nombre de algunos libros sobre el SPM en la Bibliografía, puesto que el SPM es un problema real que muy raramente se quita solo. Puede afectar negativamente la calidad de vida de la mujer y puede empeorar a medida que pasa el tiempo. Lo que es importante saber es que hay mucho que la mujer puede hacer para ayudar a tratar los síntomas del SPM y tal vez aún las causas del SPM. Hemos incluido algunas recomendaciones de tratamiento abajo y le animamos a que, si usted tiene el SPM, considere aprender más sobre esto y se someta a un programa de salud que le ayudará a sentirse mejor.

¿Afecta el SPM el Uso de la PFN y el MCF?

Imagínese a una mujer que ha aplicado las Reglas del Último Día Húmedo y Cambio Térmico, y ha comenzado su fase infértil después de la ovulación. Ella vuelve a tener relaciones sexuales o guarda su método anticonceptivo, solo para darse cuenta que dentro de pocos días después de la ovulación, ella comienza a experimentar sensitividad en los pechos, inflamación, dolores de cabeza y fatiga. ¿Cree que ella quiere tener relaciones ahora? ¡Probablemente no! En otras palabras la mujer que está siguiendo la PFN o el MCF que experimenta el SPM, puede tener una fase infértil después de la ovulación parcialmente o completamente llena de cambios físicos y/o emocionales que causan que ella no quiera tener ninguna clase de actividad sexual. ¿Qué puede ofrecerle la fase infértil después de la ovulación a ella si no puede usarla para disfrutar su vida sexual?

Además de afectar cómo se siente la mujer, el SPM puede afectar sus señales de fertilidad. Hemos observado lentos patrones de elevación en la temperatura, patrones irregulares de moco y temperaturas que no permanecen elevadas durante el periodo usual de 12–16 días desde la ovulación hasta el sangrado menstrual. Nadie sabe si el SPM causa pequeñas o grandes irregularidades en los patrones de las señales de fertilidad de todas las mujeres que lo tienen. Sin embargo, lo que *sí* se sabe es que la mujer puede ayudarse para sentirse mejor, y si sus señales de fertilidad son afectadas, probablemente van a ser más fáciles de identificar si su SPM está siendo tratado exitosamente.

Algunos Consejos Finales sobre Circunstancias Especiales y Moco Cervical

Algunas mujeres han dicho que cuando reducen el consumo de comidas que producen moco (por ejemplo, productos lácteos) en sus dietas, han notado una reducción en la cantidad de moco cervical producido.

Otras mujeres que han tenido que tomar antihistamínicos recetados, drogas que secan las secreciones en los pasajes nasales, notan una sequedad en el moco.

Usted puede estar al tanto de los factores que pueden afectar su propio patrón de moco. Si usted cambia su dieta, o necesita tomar algún tipo de droga y observa un cambio en su patrón de moco, con observación cuidadosa, usted probablemente podrá observar sus señales de moco para evitar embarazos. Si usted experimenta una disminución substancial en el moco o una sensación de sequedad constante, pero sabe que está ovulando por medio del cambio térmico, puede que tenga que usar todas las reglas que no requieren observar los cambios del moco. Éstas son las Reglas de los 21 Días, Menstruación y Cambio Térmico. Si esto continúa por más de dos ciclos, es importante que considere hablar con su médico sobre la situación. Puede también ser valioso buscar consejo de un instructor de fertilidad.

❖ ❖ ❖

Como puede ver de las diferentes situaciones de la vida que hemos discutido, casi toda mujer puede observar sus señales de fertilidad como manera de prevenir embarazos. Si usted experimenta circunstancias especiales, esté al pendiente de los cambios del moco como la señal principal del comienzo de un tiempo potencialmente fértil y el regreso de la ovulación. Siga las reglas de las circunstancias especiales cuidadosamente. Por favor recuerde que el lenguaje de fertilidad que su cuerpo habla es claro y acertado. El tiempo y el esfuerzo que usted invierta le ayudara a entenderlo. Esperamos que se anime, porque vale la pena aprender este lenguaje.

SUS NOTAS

11

El Método del Conocimiento de la Fertilidad

Los métodos de barrera y espermicidas son opciones de planificación familiar efectivas usadas por muchas parejas. Los métodos de barrera incluyen los condones para el hombre o la mujer, el diafragma y el capuchón cervical, y son efectivos porque previenen que el esperma entre en el cuello del útero. Los espermicidas son sustancias que destruyen el esperma antes que tenga la oportunidad de entrar en el cuello del útero. Éstos incluyen la capa anticonceptiva vaginal, cremas, jaleas, espumas y supositorios. Otro método de barrera, la esponja, probablemente estará disponible nuevamente uno de estos días.

La forma tradicional de usar los métodos de barrera y/o espermicidas es usarlos cada vez que se tienen relaciones sexuales. Sin embargo, cuando lo piensa, solamente se deben usar cuando la mujer puede quedar embarazada—¡durante su tiempo fértil!

Las parejas que han estado usando métodos de barrera y espermicidas finalmente tienen una alternativa. No tienen que usar estos métodos cada vez que tienen relaciones sexuales. En cambio, pueden usar el método del conocimiento de la fertilidad (MCF). Este método está basado en los mismos principios científicos que la planificación familiar natural, pero MCF es para aquellos que no quieren abstenerse de tener relaciones sexuales durante los días fértiles del ciclo y les gustaría disminuir el número de días en que se tiene que usar métodos anticonceptivos de barrera o espermicidas.

La pareja que tiene relaciones sexuales durante la fase fértil puede usar cualquiera de los métodos de barrera o espermicidas mencionados anteriormente, y después guardarlos durante los días infértiles.

La forma en que el MCF es usado depende de el(los) método(s) anticonceptivo(s) que escoja usar y la(s) señal(es) de fertilidad con las que se sienta cómoda observando. Por ejemplo, Judy ha estado usando el diafragma por dos años. Aunque está básicamente satisfecha con él, ella y su pareja han estado hablando sobre cambiar de método de control de la natalidad a uno que no interrumpa sus relaciones sexuales. Ellos sienten que a veces el diafragma no les permite la libertad que quisieran tener en sus relaciones sexuales. La pareja decidió darle una oportunidad al MCF, y Judy aprendió a determinar sus fases fértiles e infértiles. Una vez que aprendió esto, ellos ya no necesitan usar el diafragma cada vez que tienen relaciones sexuales. Ahora que tienen que usar el diafragma con menos frecuencia, ya no creen que tengan que cambiar de método de control de la natalidad.

¿CÓMO PUEDE MINIMIZAR EL USO DE MÉTODOS DE CONTROL DE LA NATALIDAD DESPUÉS DE LA OVULACIÓN? Ya hemos discutido los factores que pueden evitar que observe con exactitud su moco cervical. Uno de estos factores es los espermicidas. Cuando el espermicida está en la vagina, éste se mezcla con el moco cervical y hace la observación correcta del moco imposible. Por lo tanto, si escoge usar un espermicida, no va a poder observar los cambios del moco durante los días que el espermicida esté presente en la vagina. Sin embargo, la señal de fertilidad que *puede* observar es su temperatura basal del cuerpo.

La temperatura basal del cuerpo puede ser usada con o sin cambios cervicales. La observación de la temperatura basal del cuerpo y el uso del la Regla del Cambio Térmico pueden proveerle una forma muy buena de identificar la fase infértil después de la ovulación. No tiene que usar el método de barrera y/o espermicida una vez que esta fase comience, hasta que la fase infértil termine y el próximo ciclo comience.

Por ejemplo, una mujer puede usar el diafragma o capuchón cervical (un espermicida debe ser usado con estos métodos), un condón femenino (un lubricante debe ser usado) o un espermicida solo, desde el primer día de su ciclo hasta que puede aplicar la Regla del Cambio

Térmico. Una vez que comience la fase infértil, ella ya no necesita usar el método por el resto de ese ciclo de fertilidad. El saber cuándo la fase infértil después de la ovulación empieza elimina la necesidad de anticonceptivos por aproximadamente diez días del ciclo de fertilidad.

Otro ejemplo de cómo se puede aplicar el MCF es el uso de condones no lubricados en combinación con la observación del moco cervical y la temperatura basal del cuerpo. Por el hecho de que el condón evita que el semen entre en la vagina, el moco cervical no es afectado. El uso del condón permite la observación correcta de los cambios en el moco y la exitosa aplicación de todas las reglas del moco. Se pueden seguir las Reglas de la Menstruación y del Día Seco, y no necesitará usar condones durante los días en que no hay peligro de acuerdo con estas reglas. Cuando las observaciones del moco indican que la fase fértil ha comenzado, se debe usar un condón si hay relaciones sexuales. Cuando las Reglas del Último Día Húmedo y Cambio Térmico son aplicadas, no necesitará usar condones por el resto del ciclo.

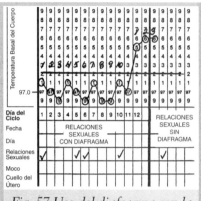

Fig. 57 Uso del diafragma con la Regla del Cambio Térmico

Laura usó el diafragma cada vez que tenía relaciones sexuales hasta que aplicó la Regla del Cambio Térmico. Empezando en la noche de la tercera alta temperatura arriba de la línea base y por el resto del ciclo, Laura pudo tener relaciones sexuales seguras sin necesidad del diafragma.

¿CÓMO SE PUEDE DISMINUIR EL USO DE MÉTODOS DE CONTROL DE LA NATALIDAD ANTES DE LA OVULACIÓN? Se pueden usar las Reglas de los 21 Días y de la Menstruación de la misma forma que se usan para la PFN. También se puede seguir la Regla del Día Seco si los condones no lubricados es el método escogido.

Aquí hay algunos casos típicos:

Si sus últimos ciclos de fertilidad fueron de 30, 31, 30, 29, 30 y 29 días de duración, al restar 21 del ciclo más corto de los seis ciclos, usted

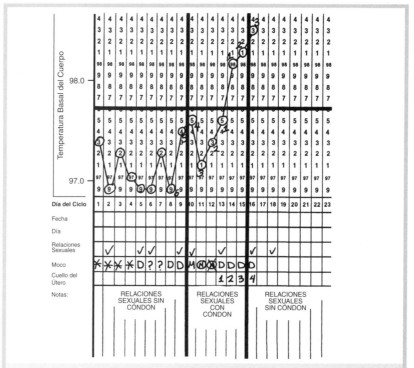

Fig. 58: Uso del condón y la Regla de los 21 Días y la Regla del Cambio Térmico

Chris pudo aplicar la Regla de los 21 Días, la cuál le dio una fase infértil de 9 días antes que su fase fértil comenzara. Durante este tiempo, ella y Nick tuvieron relaciones sexuales sin usar un método anticonceptivo. Puesto que ellos quisieron tener relaciones sexuales después del comienzo de su fase fértil el día 10, ellos usaron condones no lubricados. El uso de estos condones les permitió observar cambios en el moco cervical. Ellos continuaron usando condones hasta que pudieron aplicar la Regla del Último Día Húmedo y la Regla del Cambio Térmico. Una vez que la fase infértil comenzó en la noche del día 16 del ciclo, ellos continuaron teniendo relaciones sexuales, pero sin tener que usar condones por el resto de ese ciclo de fertilidad.

determina que tiene una fase infértil antes de la ovulación de 8 días (29 – 21 = 8). En los primeros 8 días de su ciclo de fertilidad, puede sentirse con libertad de tener relaciones sexuales sin otro método de control de la natalidad. Cuando la fase fértil comienza, si escoge tener relaciones sexuales, puede usar un espermicida y/o método de barrera hasta que pueda aplicar la Regla del Cambio Térmico exitosamente (y, si es posible, aplique la Regla del Último Día Húmedo). Una vez que la fase infértil después de la ovulación comience, ya no necesitará usar otro método de control de la natalidad por el resto del ciclo.

Para reducir el riesgo de un embarazo durante la fase infértil antes de la ovulación y la fase fértil, se pueden usar la Regla de la Menstruación y la del Día Seco, como explicamos en el Capítulo 9. La Regla del Día Seco solamente se puede aplicar si puede chequear la presencia o ausencia de moco. El condón no lubricado es el único método anticonceptivo que le permite estar al pendiente de la presencia de moco que puede indicar una ovulación temprana o más tarde de lo usual.

Como puede ver, las señales de fertilidad, las reglas de PFN y otros métodos de control de la natalidad pueden ser combinados en una variedad de formas para evitar embarazos.

Se pueden usar los métodos anticonceptivos durante la fase fértil solamente. También pueden ser usados antes que la fase fértil comience y durante la fase infértil después de la ovulación. Como con la PFN, la(s) regla(s) usada(s) depende(n) de qué tan grande es el deseo de evitar un embarazo, pesado contra el deseo de disminuir el número de veces que se necesita usar un método de barrera y/o espermicida.

Como discutimos en el Capítulo 2, generalmente se cree que los números de embarazos con el MCF no deben ser más altos por usar métodos de barrera y/o espermicida solos, siempre y cuando las reglas sean seguidas cuidadosamente.

El que usted esté dispuesta a observar sus señales de fertilidad y usar los métodos de control de la natalidad concientemente son la clave para el MCF. Por el hecho de que se están teniendo relaciones sexuales durante la fase fértil—la fase con el más alto riesgo de embarazo—es de mayor importancia el uso cuidadoso y consistente del método anticonceptivo si se van a prevenir embarazos. Es extremadamente importante considerar usar un espermicida durante la fase fértil si el condón para hombre es el método que escogió para los tiempos infértiles. Los condones se pueden romper o deslizar. El tener un espermicida en la vagina es una medida adicional de protección si se necesita. La pareja que usa un diafragma o capuchón cervical debe considerar añadir el uso de un condón si va a tener relaciones sexuales durante la fase fértil. De nuevo, esto sirve como protección adicional en el evento de que el diafragma o capuchón cervical se mueven de su lugar.

Si el condón se rompe o el otro método de barrera se mueve de lugar, aún cuando se usa un espermicida, es importante recordar que las píldoras anticonceptivas de emergencia están disponibles por medio de muchos farmacéuticos, médicos y clínicas de planificación familiar o el departamento de salud. Éstas no son píldoras abortivas, es una hormona muy parecida a la píldora anticonceptiva regular que puede reducir las posibilidades de un embarazo si una situación de emergencia se presenta, tal como que se rompa un condón. Deben ser tomadas dentro de un periodo de 72 horas después de la situación de emergencia (tener relaciones sexuales con un método que falló). Si la mujer ya está embarazada, estas píldoras no dañarán el embarazo. Para más información sobre la píldora anticonceptiva de emergencia, puede llamar a (888) NOT-2LATE.

SUS NOTAS

1 2

Las Ventajas y Desventajas de la Planificación Familiar Natural y el Método del Conocimiento de la Fertilidad

La mayor parte de este libro ha sido sobre hechos—hechos sobre los órganos reproductivos, el ciclo de fertilidad y las señales y reglas de fertilidad. Esperamos que lo que ha aprendido ha sido de valor para usted y que pueda usar todos estos hechos en muchas formas gratificantes.

El tener la información correcta sobre su fertilidad puede ayudarle a descubrir cómo se *siente* sobre usted misma, su sexualidad y embarazo. De eso se trata este capítulo: sentimientos—sentimientos sobre la fertilidad y la sexualidad—y de lo que estos sentimientos significan para usted. Esto es de mucha importancia, puesto que sus sentimientos van a determinar cuáles serán las posibles ventajas y desventajas de la planificación familiar natural o del método del conocimiento de la fertilidad para usted.

¿Debe Usted Usar la Planificación Familiar Natural?

La decisión consiente de usar la PFN, o cualquier otro método de planificación familiar natural, es una que solo usted puede hacer. Tomar tiempo para examinar las ventajas y desventajas que la PFN tiene para usted personalmente, le ayudará a contestar la importante pregunta de sí o no debe usar su método de planificación familiar.

Ventajas . . .

❖ La PFN no es perjudicial físicamente.

❖ Promueve el entendimiento del ciclo de fertilidad.

❖ Puede ser usado por la mujer que tiene ciclos de fertilidad irregulares, está dando de mamar o está en la perimenopausia.

❖ Es tan efectivo en prevenir embarazos, si es usado apropiadamente, como cualquier otro método de control de la natalidad.

❖ El hombre también comparte la responsabilidad para el control de la fertilidad.

❖ La PFN puede promover un mayor entendimiento de la sexualidad del otro y sus necesidades emocionales. Esto puede aumentar el amor y respeto mutuo de la pareja.

❖ Formas alternas de placer sexual pueden ser experimentadas durante los días fértiles.

❖ Además, es una forma económica de planificación familiar.

Desventajas . . .

❖ La PFN requiere más tiempo para aprender y usar que otros métodos.

❖ Requiere la cooperación del hombre.

❖ Puede requerir un cambio en el estilo de vida sexual, puesto que la abstinencia durante los días fértiles es necesaria.

❖ La PFN no ofrece ninguna protección contra de las enfermedades transmitidas sexualmente.

Por favor tenga en mente que lo que puede ser una ventaja para unos, puede ser una desventaja para otros. Por ejemplo, si el hombre encuentra difícil abstenerse durante los días fértiles y no apoya la observación y anotación de las señales de fertilidad, la relación puede ser interrumpida. Lo mismo puede ocurrir si el hombre quiere usar la PFN y la mujer encuentra difícil abstenerse durante los días fértiles. Sin embargo, cuando hay un acuerdo mutuo a la abstinencia, la relación puede ser realzada.

Si usted está considerando la PFN como método para prevenir embarazos, la pregunta importante de contestarse a sí misma es: ¿Puedo llegar a un acuerdo mutuo con mi pareja de abstenernos de tener relaciones sexuales periódicamente y sentirnos bien sobre este método para prevenir embarazos?

Para algunos, ésta puede ser una pregunta difícil. Puede ser beneficioso considerar si en la relación ustedes pueden hablar abiertamente y honestamente sobre cómo prevenir embarazos. Si su relación es una en la cual no puede haber comunicación efectiva y satisfactoria sobre la sexualidad y métodos de control de la natalidad, esto no significa que siempre será de esta forma. En una relación, la mujer y el hombre crecen, aprenden y cambian. Y, afortunadamente, hay maneras de ayudar en el proceso de crecimiento para que las personas puedan experimentar y disfrutar cualquier clase de relación que quieran.

Con tantos cambios sociales ocurriendo tan rápidamente en nuestra sociedad, hay una gran oportunidad para las mujeres y los hombres para aprender sobre ellos mismos y su sexualidad. Este nuevo conocimiento puede permitirles hacer decisiones más responsables que nunca antes.

¿Qué Significa la Sexualidad?

Para algunos, la sexualidad sólo significa relaciones sexuales—una actividad con el único propósito de hacer bebés. Para otros significa una variedad de formas de placer físico. Y aún para otros tiene otro significado, incluyendo más que actividad sexual. Esta definición más amplia incluye todos los aspectos físicos y emocionales de ser mujer u hombre, tal como la forma en que una persona camina, habla, se viste, y hace el amor y aún el tipo de trabajo que hace.

Manteniendo esta definición más amplia en mente, tomemos un vistazo a cómo aprendemos sobre la sexualidad. El aprender sobre la sexualidad comienza cuando nacemos y continúa durante toda la vida. Este aprendizaje es influenciado por todo y todos los que nos rodean. Desgraciadamente, mucho de este aprendizaje involucra información que está usualmente incorrecta o incompleta. A menudo recibimos mensajes que nuestros órganos genitales son "sucios" y que el sexo es algo que tiene que ser escondido. Cuando éramos niños probablemente tratamos de aprender de qué se trataba el sexo. A menudo, este aprendizaje se hacia en secreto—detrás del garaje, en el ático o en el sótano. Después, a medida que se acercaba la pubertad, nuestros cuerpos empezaron a cambiar. Estos cambios, tal como la menstruación, desarrollo de los pechos, sentimientos sexuales, sueños mojados, vello púbico y acne, a menudo creaban sentimientos incómodos y de miedo.

De alguna forma, como por arte de magia, durante la adolescencia se esperaba que tuviéramos una actitud madura sobre nuestros cuerpos, nuestra sexualidad y nosotros mismos. Finalmente, como adultos se espera que seamos conocedores, sensibles y cómodos sobre nuestra sexualidad, y que tomemos responsabilidad por nuestra sexualidad y fertilidad. Esto no es fácil cuando recibimos tanta mala información y muchos mensajes negativos sobre nuestra sexualidad.

La mala información y los mensajes negativos son la mayor razón por la cual las personas no usan métodos de control de la natalidad o los usan de forma inapropiada. Por ejemplo, la mujer y el hombre que se sienten incómodos sobre su propia sexualidad a menudo no toman responsabilidad en prevenir embarazos, aún cuando están teniendo relaciones sexuales. Cuando un embarazo accidental ocurre, muchas mujeres dicen "No sabía que iba a pasar (tener relaciones sexuales)" o "No creía que podía quedar embarazada". El hombre a menudo dice, "Fue culpa de ella. Ella debió hacer algo para evitar el embarazo".

La mala información y los mensajes negativos no solo contribuyen a embarazos no planeados, también pueden llevar a inquietudes y dificultades sexuales. Estas inquietudes incluyen muchos tipos de falta de satisfacción durante las relaciones sexuales, desde la mujer que quiere tener un orgasmo, pero no puede, hasta el hombre que no puede lograr o mantener una erección.

Otras razones comunes para la falta de satisfacción sexual son desacuerdos sobre las horas de hacer el amor, cuanto debe durar y el tipo de actividad sexual que debe ocurrir. Por ejemplo, la mujer puede preferir el sexo en la mañana, mientras que su pareja lo prefiere en la noche.

Se estima que nueve de diez parejas experimentan falta de satisfacción en algún momento en su relación por falta de información correcta sobre el sexo y la falla de la mujer y el hombre en discutir sus sentimientos y, si es necesario, buscar la guía profesional.

Cuando las personas no están seguras sobre los hechos del sexo, a menudo tienen miedo de discutirlo. El hacer preguntas sobre el sexo y hablar con la pareja, el médico, amigo o consejero puede ser difícil. La persona puede temer sonar tonta o anormal de alguna forma. Para otros, el hablar con la pareja puede significar el reconocer que no está feliz con la forma de hacer el amor. Por esto, la persona puede sentir miedo de lastimar a su pareja o de que ésta se enoje.

Lo que estamos diciendo es que hay razones muy reales por las cuales las personas no son abiertas con sus sentimientos sobre la sexualidad. Pero esto no significa que no pueden tratar de abrirse. Una vez que la mujer y el hombre comiencen a hablar sobre sus sentimientos, a menudo se sorprenden en encontrar que su pareja tiene los mismos sentimientos y miedos. Al compartir estos sentimientos, ellos se acercan, y esto ayuda a realzar no solamente su vida sexual pero otros aspectos de su relación también.

Muchas parejas también encuentran que al hablar, planear y estar de acuerdo en cómo quieren que sea su vida sexual, ellos apartan tiempo para darse atención y placer mutuo.

¿Quiere Usted un Embarazo?

Ésta es una de las preguntas principales relacionadas a la fertilidad y la sexualidad que no se pregunta o se decide con tanta frecuencia como se debe. La respuesta a esta pregunta es determinada por muchos factores, puesto que las personas deciden tener niños por razones diferentes.

Hay muchas razones por las que las personas quieren tener hijos. Algunas de las razones pueden interrumpir la relación, mientras que otras contribuyen al desarrollo de una familia amorosa y feliz.

❖ "Para compartir nuestro amor con otro ser humano"

❖ "Tenemos tanto que dar"

❖ "Una mujer no es mujer hasta que tiene un hijo"

❖ "Un hombre no es hombre hasta que tiene un hijo"

❖ "Para tener alguien a quien amar"

❖ "Para continuar el apellido de la familia"

❖ "Para darle nietos a nuestros padres"

❖ "Es normal y esperado"

Algunos hombres y mujeres ven a un niño como una solución a un problema en sus vidas.

❖ "El tener un bebé nos mantendrá unidos"

❖ "El tener un bebé mantendrá a mi esposa en su lugar"

❖ "El tener un bebé hará a mi esposo feliz, aún si yo no quiero hijos todavía"

❖ "Nada parece ayudar a estos sentimientos de soledad que tengo"

❖ "No soy nada a menos que sea madre/padre"

El tener un hijo puede ser una de las experiencias más satisfactorias y maravillosas en la vida. Sin embargo, la decisión de tener un hijo no se debe tomar a la ligera. Requiere mucho pensamiento, puesto que es el tiempo en el que la pareja alcanza una etapa en la vida en el que pueden cuidar y realmente amarse mutuamente, a la vez que a otro ser humano.

De la misma forma que hay muchas razones por las cuales las personas escogen tener un niño, también hay muchas razones por las cuales las parejas evitan tenerlo, o por lo menos, por un periodo de tiempo.

❖ "No puedo proveer emocionalmente para otra persona en esta etapa de mi vida"

❖ "Me siento emocionalmente satisfecho con el/los niño/niños que tengo"

* "El tener un niño ahora quitará tiempo del desarrollo de nuestra relación"

* "Necesito ir a la escuela"

* "Quiero tiempo para desarrollar mi carrera"

* "No puedo mantener a un niño"

La decisión de evitar un embarazo o de lograrlo puede ser difícil de tomar. Pero, debe ser hecha conscientemente si cualquier método de control de la natalidad va a ser usado efectivamente.

Cuando una pareja no ha decidido firmemente sobre un método de control de la natalidad, hay ciertas situaciones en las cuales embarazos no planeados comúnmente ocurren. Éstas incluyen días festivos, vacaciones, una noche romántica y una ocasión cuando se usa alcohol o drogas. Cuando las personas están relajadas y no sienten el estrés de sus vidas, las responsabilidades y las demandas no parecen ser tan grandes, y el deseo por el placer sexual puede incrementar. En estas situaciones, la mujer a menudo queda embarazada. Desgraciadamente, después que termina la vacación o los efectos del alcohol se disipan, el estrés de la vida real regresa, y el embarazo se ve como una tragedia.

Los embarazos no planeados ocurren con frecuencia no solamente durante las situaciones descritas arriba, pero también en tiempos cuando la mujer o el hombre está experimentando cambios mayores en su vida. Tales cambios incluyen la separación de un matrimonio o relación, graduación de secundaria o colegio, falta de satisfacción con el trabajo o la carrera, sentimientos de soledad u otros tiempos cuando no se es feliz. Muy a menudo, el hombre y la mujer piensan que el tener un bebé será la respuesta a estos problemas.

Hemos discutido algunos hechos sobre la sexualidad, las razones que tienen las personas para evitar o lograr un embarazo, a la vez que algunas situaciones en la vida que comúnmente llevan a un embarazo no planeado.

La sexualidad y la fertilidad juegan una parte importante en determinar quienes somos y lo que hacemos. Y como con todas las cosas buenas, algunas veces hay problemas. La parte reconfortante es que el trabajar en estos problemas puede ser una experiencia positiva y gratificante.

¿Cómo Cabe la Planificación Familiar Natural en Todo Esto?

Muchas parejas que escogen abstenerse de tener relaciones sexuales durante los días fértiles dicen que el compartir este método ha sido una experiencia enriquecedora para su relación. Muchas mujeres que no están involucradas sexualmente con una persona en particular encuentran que el usar las señales de fertilidad para evitar embarazos les da un sentimiento de control sobre sus cuerpos y reproducción. También encuentran que cuando su pareja aprende más sobre cómo se evitan los embarazos, él a menudo está fascinado, y apoya el método.

Al discutir sus sentimientos, algunos hombres y mujeres encuentran que el abstenerse de tener relaciones sexuales—y aún toda actividad sexual—durante su tiempo fértil trabaja perfectamente para ellos. Otros descubren que pueden escoger disfrutar de su pareja en otras formas sexuales aparte del sexo.

El expresar la sexualidad sin tener sexo trae a flote otros puntos sobre el uso de la PFN. La abstinencia, en su definición verdadera, significa no tener relaciones sexuales. Para algunos también significa no experimentar otras formas de placer sexual, tal como sexo oral y otras formas de tocarse sensualmente. Para otros significa que los días fértiles pueden ser tiempos de disfrute sexual sin experimentar relaciones sexuales. Éste se convierte en un tiempo de tocarse, masajearse, acariciarse y disfrutar de cualquier tipo de contacto físico con el que el hombre o la mujer se sientan cómodos. Otros que encuentran el contacto sexual—sin relaciones sexuales—durante el tiempo fértil difícil, frustrante o en contra de sus creencias, encuentran que pueden compartir el amor, afecto y tiempos que se disfrutan sin actividad sexual.

De hecho, es triste decir—pero bueno saber—que las parejas a menudo experimentan el renacimiento en su relación cuando no pueden tener relaciones sexuales cuando ellos quieran. Lo que queremos decir con "es triste decir" es que no es inusual para una pareja caer en la rutina en la que olvidan elogiarse uno al otro, hacer cosas el uno por el otro, y en general, disfrutarse mutuamente sin sexo. Las mujeres y los hombres han comentado que el saber de su fertilidad y compartir la responsabilidad de evitar embarazos en su relación sexual les ha dado una nueva perspectiva en su relación y las razones por las que están juntos— un nuevo despertar, dicho de otra forma. Para muchos, este nuevo y gran entendimiento ha realzado su amor mutuo.

Las Ventajas del Método del Conocimiento de la Fertilidad

El uso del MCF involucra todo lo que hemos discutido anteriormente, y un poco más. Muchas parejas sienten que la abstinencia no es natural para ellos y no es compatible con su estilo de vida. Otros sienten que si un tiempo fértil coincide con una vacación, día festivo, cumpleaños o simplemente un día cuando el hombre o la mujer sienten deseos sexuales, quieren poder tener relaciones sexuales, pero no quieren que resulte en un embarazo. Muchos están cómodos con el uso del diafragma, capuchón cervical, condones para el hombre o la mujer o espermicidas y también sienten que se pueden beneficiar de no sentirse amarrados a estos métodos cada vez que tienen relaciones sexuales. El MCF ofrece una alternativa.

Unas Últimas Palabras . . .

Esperamos que haya disfrutado de *Simples Métodos de Control de la Natalidad* y por ella, haya aprendido información excitante, interesante y de ayuda. Después de leer sobre la fertilidad, algunas personas encuentran que desean tener la información reforzada, o quieren la oportunidad de compartir preguntas particulares e inquietudes con alguien que sepa sobre la información. Si usted encuentra que éste es su caso, hay varias formas de localizar a estas personas. Una forma es por medio de una clase sobre el conocimiento de la fertilidad o planificación familiar natural. Aunque puede que no haya este tipo de clases en todas las áreas del país, contacte a un grupo en su iglesia, el departamento de salud de su estado o clínica de planificación familiar u organizaciones de Paternidad

Planificada, para que aprenda qué instructores y/o médicos están disponibles para ayudarle.

Es imposible, proveer en un libro tan corto sobre el conocimiento de la fertilidad, toda la información disponible sobre la sexualidad, la comunicación y las relaciones. Sin embargo, queremos darle alimento para la mente y animarlo para que, si no lo ha hecho, comience a hacer lo que es importante para usted—sentir que puede hacer sus propias decisiones sobre como satisfacer sus necesidades de planificación familiar y disfrutar su vida sexual en formas que sean mejores para usted. Estamos descubriendo cada vez más y más que, sin importar la edad, tipo de relación, y como el hombre o la mujer escojan usar la información sobre el conocimiento de la fertilidad, les ha ayudado a aprender sobre ellos mismos y su pareja.

Por medio de este proceso de aprendizaje, muchas parejas están compartiendo sentimientos y responsabilidad mutua para disfrutar su sexualidad. Ellos han aprendido a sentirse cómodos sobre la parte que la fertilidad juega en sus vidas. Esperamos que usted lo haga también.

EJEMPLOS DE CONTRATOS DE PLANIFICACIÓN FAMILIAR NATURAL

El pensar en un contrato de control de la natalidad puede sonar frío e impersonal, o tal vez aún extraño para usted. O puede ser un concepto excitante.

Hemos escogido incluirlo porque algunas mujeres y hombres han encontrado que les ayuda a hablar para poder hacer decisiones concernientes a sus vidas sexuales y de sus sentimientos acerca del embarazo y del control de la natalidad.

La parte buena del contrato es que es negociable. ¡Esto significa que la pareja puede cambiarlo en cualquier momento! Digamos que una persona en la pareja siente que ella/él quiere tener un bebé, cuando hace seis meses sentía todo lo opuesto. El contrato puede ser detenido y discutido, y tal vez cambiado. De hecho, el contrato probablemente debe ser discutido cada seis meses, puesto que puede ser una forma beneficiosa de asesorar las necesidades personales y las metas de planificación familiar.

En las siguientes dos páginas hay ejemplos de dos contratos para el uso en la planificación familiar natural. Si no llenan sus necesidades, puede sentirse libre de adaptarlos o escribir el suyo propio.

Ejemplo de un Contrato para la Mujer

Entiendo que si este método va a trabajar, debo usarlo cuidadosamente y correctamente.

Debido a que sé que hay muchas razones para tomarse riesgos y permitir un embarazo, siempre exploraré, trataré de entender y, si elijo, comunicaré mis sentimientos sobre lo que significa un embarazo para mí.

Entiendo que prevenir un embarazo significa:

❖ no tener relaciones sexuales durante los días fértiles

❖ no tener otra actividad sexual que cause que semen tenga contacto con mi área vaginal durante los días fértiles

Puesto que me respeto a mí misma y conozco mi responsabilidad para conmigo misma, estoy de acuerdo en seguir este contrato.

Si se presentan problemas con el uso del método o si cambio de parecer sobre evitar un embarazo, decidiré de qué manera llenar mis necesidades y cambiar el contrato de forma adecuada.

por:

_____   _____

FIRMA   FECHA

Por favor note, para las mujeres que están preocupadas acerca de estar expuestas a enfermedades transmitidas sexualmente, es importante que tomen precauciones para evitarlas. La manera más conservadora es evitar todo contacto de genital a genital, a menos que condones sean usados.

Ejemplo de un Contrato para la Pareja

Entendemos que si este método va a trabajar, debemos usarlo cuidadosamente y correctamente.

Debido a que sabemos que hay muchas razones de tomarse riesgos y permitir un embarazo, siempre exploraremos, trataremos de entender y comunicaremos nuestros sentimientos sobre lo que significa un embarazo para nosotros.

Entendemos que prevenir un embarazo significa:

* ✤ no tener relaciones sexuales durante el tiempo fértil
* ✤ no tener otra actividad sexual que cause que semen tenga contacto con mi área vaginal durante los días fértiles.

Si se presentan problemas con el uso del método o si cambiamos de parecer sobre evitar un embarazo, discutiremos de qué manera llenar nuestras necesidades y cambiaremos el contrato de forma adecuada.

por:

_____   _____

FIRMA   FECHA

por:

_____   _____

FIRMA   FECHA

Por favor note, para las personas que están preocupadas de estar expuestas a enfermedades transmitidas sexualmente, es importante que tomen precauciones para evitarlas. La manera más conservadora es evitar todo contacto de genital a genital, a menos que condones sean usados.

Bibliografía

PLANIFICACIÓN FAMILIAR NATURAL

Billings, John J., M.D. *The Ovulation Method: Natural Family Planning.* Collegeville, MN: Liturgical Press, 1992.

Kippley, Sheila K. *Breastfeeding and Natural Child Spacing: How Ecological Breastfeeding Spaces Babies.* Cincinnati, OH: Couple to Couple League Intl., 1999.

FERTILIDAD E INFERTILIDAD

Berger, Gary S., M.D., et al. *The Couple's Guide to Fertility.* New York: Broadway Books, 2001.

Marrs, Richard P., M.D. *Dr. Richard Marrs' Fertility Book.* New York: Delacorte Press, 1997.

Silber, Sherman J., M.D. *How to Get Pregnant with the New Technology.* New York: Warner Books, 1998.

SALUD DE LA MUJER

Boston Women's Health Book Collective. *Our Bodies, Ourselves for the New Century: A Book by and for Women.* New York: Simon & Schuster, 1998.

Goldberg, Burton. *Alternative Medicine Guide to Women's Health.* New York: Alternative Medicine, 2000.

Hankinson, Susan E., Sc.D., et al.(eds.) *Healthy Women, Healthy Lives: A Guide to Preventing Disease from the Landmark Nurses' Health Study.* New York: Simon & Schuster, 2001.

Smith, Kathy. *Kathy Smith's Moving Through Menopause: The Complete Program for Exercise, Nutrition, and Total Wellness.* New York: Warner Books, 2002.

SÍNDROME PREMENSTRUAL

Bender, Stephanie Degraff. *PMS: Women Tell Other Women How To Control Premenstrual Syndrome.* Oakland, CA: New Harbinger, 1996.

Dalton, Katharina, M.D. *Once a Month: Understanding and Treating PMS.* Alameda, CA: Hunter House, 1999.

Harrison, Michelle, M.D. *Self Help for Premenstrual Syndrome.* New York: Random House, 1999.

Moe, Barbara. *Coping with PMS.* New York: Rosen Publishing, 2002.

Murray, Michael T. *Premenstrual Syndrome: How You Can Benefit from Diet, Vitamins, Minerals, Herbs, Exercise, and Other Natural Methods.* Rocklin, CA: Prima Publishing, 1997.

EJERCICIO

Bach, Marilyn L., Ph.D., and Schleck, Lorie, M.A., P.T. *ShapeWalking: Six Easy Steps to Your Best Body.* Alameda, CA: Hunter House, 2003.

Callahan, Lisa, M.D. *Fitness Factor: Every Woman's Key to a Fitness Lifetime of Health and Well-being.* Guilford, CT: Lyons Press, 2002.

Nelson, Miriam E., Ph.D. *Strong Women Stay Young.* New York: Bantam Books, 2000.

Parker, Margaret Hundley. *KISS Guide to Fitness.* New York: DK Publishing, 2002.

Yap, Chan Ling, Ph.D. *Fusion Fitness: Combining the Best from East and West.* Alameda, CA: Hunter House, 2003.

NUTRICIÓN

Brand-Miller, Jennie, Ph.D., et al. *The Glucose Revolution Life Plan.* New York: Marlowe & Co., 2001.

Kesten, Deborah. *The Healing Secrets of Food: A Practical Guide for Nourishing Mind, Body, and Soul.* Novato, CA: New World Library, 2001.

Heber, David, M.D. *What Color is Your Diet? The 7 Colors of Health.* New York: Regan Books, 2001.

Nelson, Miriam E., Ph.D. *Strong Women Eat Well: Nutritional Strategies for a Healthy Body and Mind.* New York: Putnam's, 2001.

REDUCCIÓN DE ESTRÉS

Adamson, Eve. *The Everything Stress Management Book: Practical Ways to Relax, Be Healthy, and Maintain Your Sanity.* Avon, MA: Adams Media Corp, 2002.

Seaward, Brian Luke. *Stressed Is Desserts Spelled Backward.* York Beach, ME: Conari Press, 1999.

Sieg, Diane, R.N. *Stop Living Life Like an Emergency: Rescue Strategies for the Overworked and Overwhelmed.* New York: Lifeline Press, 2002.

Singh Khalsa, Dharma, M.D. *Meditation as Medicine: Activate the Power of Your Natural Healing Force.* New York: Pocket Books, 2001.

Witkin, Georgia, Ph.D. *Stress Relief for Disasters Great and Small: What to Do from Day One to Year One and Beyond.* New York: Newmarket Press, 2002.

SEXUALIDAD

Craze, Richard. *The Pocket Book of Foreplay.* Alameda, CA: Hunter House, 1999.

———. *The Pocket Book of Sensational Orgasms.* Alameda, CA: Hunter House, 2003.

Hooper, Anne. *KISS Guide to Sex.* New York: Dorling Kindersley, 2000.

———. *Anne Hooper's Sexual Intimacy: How to Build a Lasting and Loving Relationship.* New York: Dorling Kindersley, 1996.

Hutcherson, Hilda, M.D. *What Your Mother Never Told You About S.E.X.* New York: Putnam's, 2002.

Keesling, Barbara, Ph.D. *Rx Sex: Making Love Is the Best Medicine.* Alameda, CA: Hunter House, 2000.

———. *Sexual Pleasure: Reaching New Heights of Sexual Arousal and Intimacy.* Alameda, CA: Hunter House, 1993.

Laken, Virginia, and Laken, Keith. *Making Love Again: Hope for Couples Facing Loss of Sexual Intimacy.* East Sandwich, MA: Ant Hill Press, 2002.

McCarthy, Barry, and McCarthy, Emily. *Sexual Awareness: Couple Sexuality for the 21st Century.* New York: Carroll & Graf, 2002.

Stein, Daniel S., M.D. *Passionate Sex: Discover the Special Power in You.* New York: Carroll & Graf, 2000.

Swift, Rachel. *How to Have an Orgasm…As Often As You Want.* New York: Carroll & Graf, 2001.

Williamson, Marvel L., Ph.D., RN. *Great Sex After 40: Strategies for Lifelong Fulfillment.* New York: Wiley, 2000.

ÍNDICE

GRÁFICA DEL CONOCIMIENTO DE LA FERTILIDAD

Hora Usual del Día _____

Mes _____ Año _____ Número del Ciclo _____ Variación del Ciclo _____

Temperatura Basal del Cuerpo

99.0

98.0

97.0

Día del Ciclo	1	2	3	4	5	6	7	8	9	10	11	12	13	14	15	16	17	18	19	20	21	22	23	24	25	26	27	28	29	30	31	32	33	34	35	36	37	38	39	40
Fecha																																								
Día																																								
Relaciones Sexuales																																								
Moco																																								
Cuello del Útero																																								
Notas:																																								
Descripción del Moco																																								
Sensación																																								
Desordenes, Cambios en el Horario, etc.																																								

SÍMBOLOS PARA EL MOCO

SÍMBOLOS PARA EL CUELLO DEL ÚTERO

✳	D	M	Ⓜ	Ⓜ̊
Menstruación	Día Seco No Moco (y sensaciones vaginales secas)	Moco de Calidad No Húmeda (y sensaciones vaginales secas)	Moco de Calidad Húmeda (y sensaciones vaginales húmedas)	Último Día de Moco de Calidad Húmeda (y sensaciones vaginales húmedas)

● ● ○ O ○ ● ●

De *Simples Métodos de Control de la Natalidad* por Barbara Kass-Annese, RN, MSN y Hal C. Danzer, MD. ©2004. Esta gráfica puede ser reproducida para uso personal— cabe en papel de tamaño regular cuando se aumenta 150%. También puede ser bajada en formato PDF de www.hunterhouse.com. Para volver a ordenar, llame al 1-800-266-5592.

613.9 K